はじめに

「高血圧は家系でもあるし、血圧が高いのは仕方がない」——あなたはそんなふうに、何もせずにあきらめてはいませんか？

家事も仕事も忙しく、血圧が上がっても健康に気を遣っている時間も余裕もない。トレーニングに通ったとしても、そのときはよいけれども、少し油断するとまた元に戻ってしまって、その繰り返し……。そのように思っている方も、決してがっかりしないでください。そんなみなさんに、本書がお役に立ちます。体質は変えることができます。家系や遺伝とあきらめず、あなたの人生をしっかりと生きてください。

体を動かす時間は短くて結構、1回1分もあれば充分です。ダラダラと時間をかけるより、その1分を、大事に、丁寧に行なったほうが、はるかに効果があります。

いくら「人生100年時代」と言われても、時間には限りがあります。できるだけ早く健康を取り戻していただきたいと願い、1日6回1分行なうことで体と心のメンテナンスができる「降圧これだけポーズ」を、本書では紹介しています。

「降圧これだけポーズ」は、「時間が与えてくれるチャンス」を有効に活用しています。「時間が与えてくれるチャンス」とは、どういうことでしょうか？

漢方医学では、それぞれの内臓（五臓六腑《ごぞうろっぷ》）に「活性化される時間帯」があると考えられています。その時間をうまく利用して体操をすると、内臓（五臓六腑）のバランスを整え、自然治癒力を高めることができるのです。

この考え方を援用して考案したのが、からだ調整「時間体操」なのですが、さらにそのエッセンスを、特に高血圧改善のためにアレンジしたのが、本書で紹介する「降圧これだけポーズ」と「不調解消これだけポーズ」です。

地球の公転と自転によって時間が刻まれ、それに合わせて私たちの内臓（五臓六腑）も働きます。１日を通して、地球の動きに合わせて、私たちが元気になっていくと思うと、うれしくなります。

家事をしながら、おしゃべりしながら、仕事中に、あるいは寝る前に、というように、日常生活の中で行なっていただくことができ、「がんばって運動しなければ」というプレッシャーからも解放されることになります。

一般的に行なわれている健康づくりの運動は、筋力や体力をつけるものが中心と思われます。西洋医学に基づくトレーニングは、理論優先の傾向があります。それに対し、まずは結果を出すことを重要視する、武道の考え方や体の使い方を基礎に据えて、本書ではお伝えしています。

私はかつて、漢方薬局やドラッグストア、調剤薬局などで働いていたことがあります。それと並行して、ストレッチ体操、リズム体操などの体操教室のインストラクターも務めていました。

教室に来られる生徒さんは、みなさん張り切って、その時間を満喫して帰宅されます。体操教室は運動の場であるとともに、コミュニケーションの場でもあります。最近では、自治体で行なわれる健康教室において、みんなで楽しく目標に向かい、健康診断の数値にも短期間でよい効果が現れています。

しかし、誰もが体操教室に参加できるというわけではなく、大勢で行なうのが苦手な方や、そのような時間をとることができない方も、たくさんいらっしゃいます。そういう方々でも気軽に取り組めることを考案しました。

「降圧これだけポーズ」とあわせて行なっていただきたいのが、毎日の活動によって生じる不快な症状を緩和し、かつ、血圧の状態改善にも効果的に作用する「不調解消これだけポーズ」です。

体に現れるさまざまな症状は「悪いこと」ではなく、「体からのサイン」であることが多いものです。したがって、腰の痛みが出たとき、目が疲れて頭痛が生じたときなど、さまざまな不快症状に対しても、すぐに薬で抑えようとするのではなく、まずは「不調解消これだけポーズ」を行なってみましょう。それは、未病を治す（健診数値の異常や、病気などになって現れる前に防ぐ）ことにもつながります。

人生100年時代、体の調子はさまざまに変化します。無理をせず、地球の動きに合わせて時間を上手に使い、楽しく実践していただけたらと思います。

長島寿恵

薬に頼らず血圧を下げる！ 1回1分 降圧これだけポーズ　目次

PART 1 「血圧」について知っておきましょう

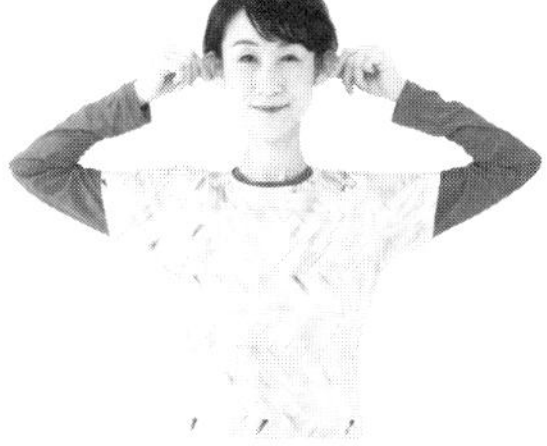

PART 2

血圧を下げる！　降圧これだけポーズ

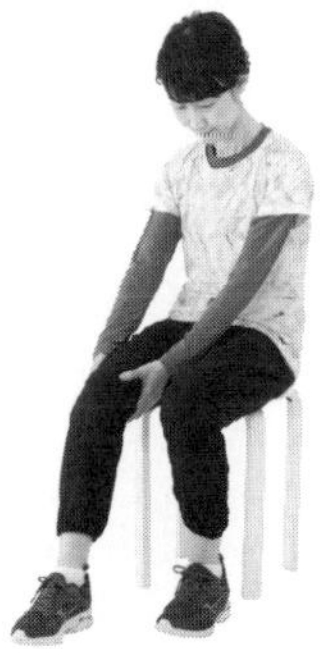

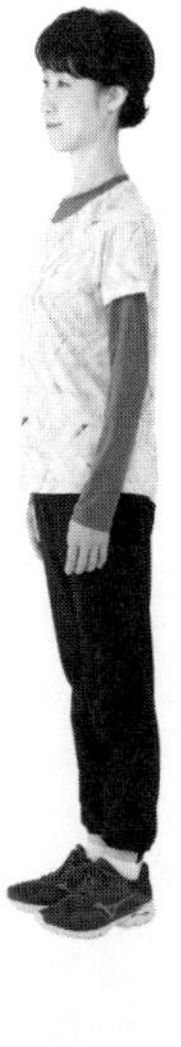

PART 3

「血圧を下げる生き方」を実践しましょう

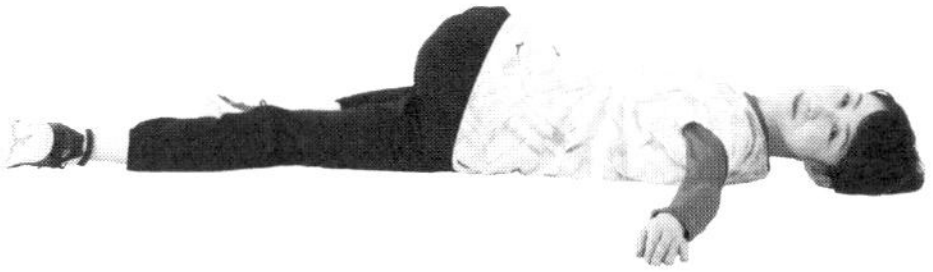

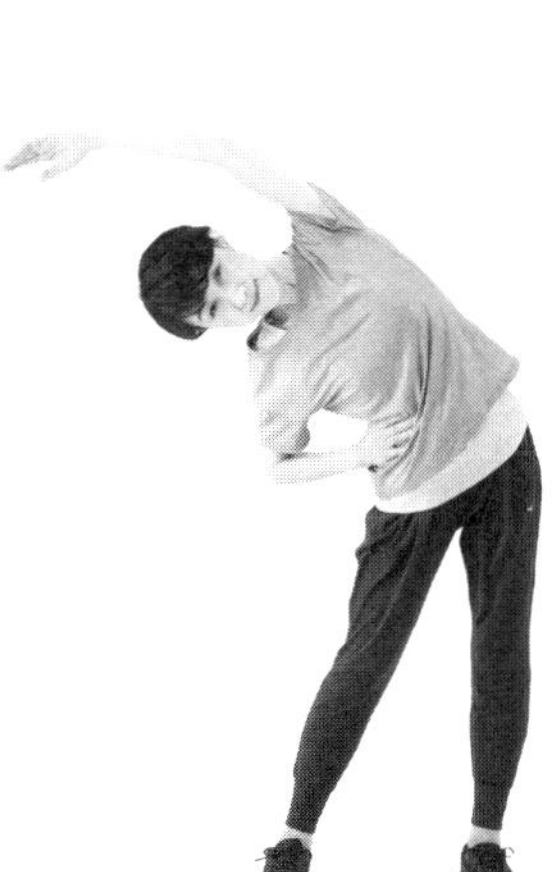

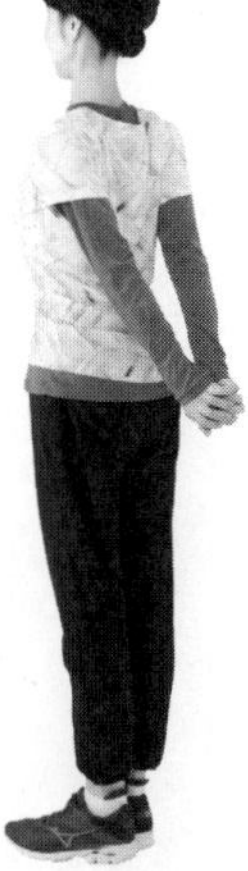

PART 1

「血圧」について知っておきましょう

更年期の血圧ケアで「人生100年時代」を楽しむ

女性の血圧のターニングポイントは更年期です

女性はいわゆる「更年期」以降に、血圧が上昇しやすくなります。更年期とは閉経前後の約10年を指しますが、それまではどちらかというと低血圧に悩んできた女性も、閉経を境に血圧が上がりはじめることがよくあります。40代では約3割ですが、50代でほぼ半数、60代では7割近くの女性が、高血圧およびその予備群と報告されています（厚生労働省「国民健康・栄養調査」２０１０年）。

更年期以降の女性の高血圧には、エストロゲンと呼ばれる女性ホルモンが深く関わっています。エストロゲンは、妊娠・出産に欠かせないホルモンですが、ほかにも骨を強くしたり、血中コレステロールの量を調整したり、動脈硬化の予防や精神安定にも関与したりするなど、多方面から女性の体を守っています。

高血圧を放置すると重篤な病気の引き金になります

　更年期を迎えると、このエストロゲンの分泌が減少します。その結果、めまい、のぼせ、頭痛、肩こり、動悸《どうき》、さらにはイライラや不安など、心身にさまざまな症状が出現しやすくなります。いわゆる「更年期障害」と呼ばれる症状です。エストロゲンが減少すると血管の柔軟性が低下したり、自律神経のバランスが乱れたりすることから血圧が不安定になり、本格的な「高血圧症」に進展するリスクが高まります。

　現在、高血圧性疾患の総患者数（継続的な治療を受けていると推測される患者数）は１０１０万人を超えると言われています（厚生労働省「患者調査」２０１４年）。高血圧と診断されてもそれほど深刻に受け止めずに放置したり、自分が高血圧と気づいていない人も多かったりするのですが、あとでお話しするように、高血圧を放っておくと、生命を脅かす病気の発生リスクが高まります。

　女性の体が大きく変化する更年期は、「人生１００年時代」の現代において、大きなターニングポイントとなることでしょう。最期まではつらつとした人生を送るために、できるだけ早い時期から血圧ケアを心がけることが、とても大切です。

血圧は元気な体を維持するための活力源

心臓から送り出された血液が血管壁を押す力が「血圧」です

40代以上の女性の多くは、家事や育児、仕事、介護、さらには趣味に没頭するなど、公私ともに忙しい日々を送っていると思います。その活力を維持するには、体を構成しているすべての細胞が元気であることが欠かせません。

そのため、私たちの体は、呼吸で摂取した酸素と、食事で摂取した栄養素を、絶えず血液を通して細胞に届けています。血液は約1分で全身を1周すると言われていますが、この血液の流れを生み出しているのが心臓です。心臓がポンプのように収縮と弛緩《しかん》を繰り返し、体の隅々まで血液を循環させているのです。

このとき、心臓から送り出された血液が血管壁を押す力のことを、「血圧」と呼びます。

最高血圧と最低血圧の2つで高血圧は診断されます

健康診断や検診では、２つの血圧を測定することで血圧を診断します。

ひとつは、心臓が収縮して血液を送り出したときに血管壁を押す力で、これは血管壁にもっとも強い圧力がかかることから「最高血圧（収縮期血圧）」と呼ばれます。もうひとつは、心臓が拡張して次に送り出す血液を溜め込んでいるときに血管壁を押す力で、こちらはもっとも圧力が弱まることから、「最低血圧（拡張期血圧）」と呼ばれます。このどちらか、あるいは両方の安静時の測定値が基準値より高いと、高血圧と診断されます（23ページ参照）。

ただし、あとでお話しするように、血圧はさまざまな要因で常に変動しています。健康な人であっても、測定するタイミングによって、基準値より高い数値が出ることは珍しくありません。

ですから、１回の測定で「高血圧？」とか、逆に「低いから大丈夫」と判断するのは早計です。毎日決まった時間に血圧を測定し、継続して血圧の上昇が見られた場合は、「高血圧症」と診断されます。

高血圧の大半は本態性高血圧

二次性高血圧と本態性高血圧があります

高血圧は、「二次性高血圧」と「本態性高血圧」に大別されます。

二次性高血圧は、特定の病気が引き金となって発症するタイプの高血圧です。腎臓の障害が原因で起こることが多く、ほかに内分泌系や神経系のトラブル、さらに妊娠によるものなどがあります。このタイプの場合は、大元の病気を治療することが先決です。

一方、明確な原因がないまま血圧が上昇するのが、本態性高血圧です。高血圧の約9割がこのタイプとされています。遺伝的要因や加齢のほか、生活習慣が深く関係していると考えられています。以降、本書で「高血圧」という言葉を使用するときは、すべてこの本態性高血圧を指しています。

毎日の生活習慣の積み重ねが血圧に影響します

高血圧は、生活習慣病のひとつに分類されています。生活習慣病とはその名が示すとおり、日常の生活習慣が引き金となって起こる病気です。特に、食事や運動・喫煙・飲酒・ストレスなどが大きく影響すると言われています。

つまり、食べすぎや運動不足、喫煙習慣、お酒の飲みすぎやストレス過多といった好ましくない生活習慣の積み重ねが、血圧の上昇につながるわけです。ですから、正しい生活習慣に切り替えることが、高血圧改善の最大のポイントとなります。

実際に、血圧が「少し高め」の段階で生活習慣を改善すると回復も速く、短期間での改善も可能です。

ところが、高血圧が厄介なのは、血圧が上昇してもこれといった自覚症状がないことです。かなり重症化するまで自覚症状がほとんどないので、本人が気づくのが遅れ、あるいは、気づいていても放置されることが多いのが実情です。

血圧が高い状態が慢性的に続くと、危険な合併症のリスクが高まることを考えると、早期に発見し、早期に対処することが望まれます。

サイレントキラーから
サイレントウィナーへ

高血圧を放置すると危険な合併症リスクが高まります

高血圧が放置された場合、もっとも怖いのは合併症の発症です。慢性的に血圧が高い状態が続くと血管の内壁が傷害され、プラーク（こぶ）ができて血管の内腔が狭まっていきます。動脈硬化と呼ばれる状態です。

動脈硬化がさらに進むと、血液の流れが悪くなって全身の細胞に充分な酸素と栄養素が行き渡らなくなります。その結果、体の根底から健康が損なわれるほか、プラーク（こぶ）が破裂して血栓が生じ、血流が遮断されて狭心症や心筋梗塞、脳卒中などの生命を脅かす危険な病気が引き起こされます。

高血圧は自覚症状がほとんどないまま進行するにもかかわらず、死亡リスクの高い合併症を招くことから、「サイレントキラー《静かな殺し屋》」と呼ばれています。

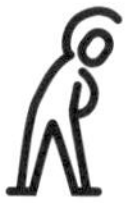

サイレントウィナーを目指しましょう

決定的な自覚症状はなくても、実は体はさまざまなサインを送っています。

あとから振り返ると、血圧の上昇に伴ってさまざまな症状が現われていたことに気づくはずです。イライラ、頭痛、めまい、耳鳴り、手足のしびれ、あるいはちょっと元気がないなどはその一例です。これらの症状は必ずしも高血圧に特有の症状ではないため、つい見過ごされてしまいます。

日頃から自分の体の声に耳を傾け、静かに現われている小さなサインに対し、日常生活の中でこまめに養生していくことが、高血圧の対策においても望まれます。

高血圧の予防と改善を目的として、〝こまめな養生〟を意識して考案したのが、PART2で紹介する「降圧これだけポーズ」と「不調解消これだけポーズ」です。基本となる「降圧これだけポーズ」は1回およそ1分、6回に分けて行なうことで、バランスが崩れがちな体を定期的に調整し、深刻な疾病に発展することを未然に防ぐことができます。高血圧と、それに伴う合併症を防ぐうえで、体のサインは、本当はありがたいものです。生活習慣を見直し、「サイレントウィナー《静かな勝利者》」を目指しましょう。

メタボリック・シンドロームの怖さ

高血圧に内臓脂肪型肥満が合併すると動脈硬化が加速します

高血圧は、糖尿病や脂質異常症（高中性脂肪、高ＬＤＬコレステロール、低ＨＤＬコレステロール、いずれかの異常）と合併して起こっていることがよくあります。そこに肥満が加わると、一つひとつの症状は軽くても、動脈硬化が一気に加速します。

そのため、肥満に加えて、高血圧・高血糖・脂質異常症が重なった状態をメタボリック・シンドローム（内臓脂肪症候群）と呼び、２００５年に日本独自の診断基準が作成されました。これをもとに、生活習慣病の予防を目的としてスタートしたのが、特定健診（特定健康診査）・特定保健指導です。

肥満は、皮下脂肪型と内臓脂肪型に大別されますが、メタボリック・シンドロームの対象となるのは、内臓脂肪型の肥満です。

特定保健指導基準

ステップ1　肥満リスクの判定

Ⓐ 腹囲

男性　85cm 以上
女性　90cm 以上

Ⓑ BMI

腹囲は基準未満
かつ
BMI　25 以上

BMI = 体重（kg）÷｛身長（m）× 身長（m）｝

ステップ2　追加リスクの判定

①血圧	✔最高（収縮期）130mmHg 以上　または ✔最低（拡張期）85mmHg 以上
②脂質	✔中性脂肪　150mg/dL 以上　または ✔HDL コレステロール　40mg/dL 未満
③血糖	✔空腹時血糖　100mg/dL 以上 （空腹時血糖がない場合） ✔ヘモグロビン A1c　5.6% 以上
④喫煙歴	✔あり 上記①～③にひとつでも該当すれば数える

ステップ3　該当結果の判定

Ⓐに該当

ステップ2の①～④が
2つ以上は **積極的支援**
1つは **動機付け支援**

Ⓑに該当

ステップ2の①～④が
3つ以上は **積極的支援**
1～2つは **動機付け支援**

厚生労働省「標準的な健診・保健指導プログラム（改訂版）平成25年4月」から作成

腹囲（おへそ回り）のサイズで内臓脂肪の蓄積が推測できます

内臓脂肪型の肥満の人は、手足はそれほど太くないものの、おなかがポッコリ出た体型をしているのが特徴です。そのため、特定健診では、まず腹囲（おへそ回り）を測定し、内臓脂肪蓄積の目安とします。男性は85㎝以上、女性は90㎝以上の場合、血圧値と血糖値、血中脂質の測定も行なわれます。

腹囲（おへそ回り）が基準値を超え、なおかつ高血圧も現れはじめ、「困ったな……」とため息をついている方も少なくないでしょう。しかし、内臓脂肪が多いのであれば、それを減らしさえすれば、血圧にもよい影響が現れる可能性が高く、改善に向けた目標を立てやすくなると考えると、気持ちは前向きになりませんか？

内臓脂肪は、蓄積されやすい半面、意識して減らそうとすると、意外と短期間で減らすことが可能です。姿勢をよくして、おなかを引っ込める習慣を身につけるだけでも、かなりの効果が得られます。

ＰＡＲＴ２で紹介するポーズと、ＰＡＲＴ３で紹介する「血圧を下げる生き方（生活習慣の改善）」を実践すれば、さらに効果的です。

健康診断の基準値に振り回されない

血圧の「基準値」は目安と捉えます

特定健診では、血圧については最高血圧１２９mmHg以下、最低血圧84mmHg以下が適正値とされています。適正値を超えた場合は、運動や食事についての「保健指導」を推奨され、さらに高値の人は「要受診」となり、医療機関での診療を勧められます（23ページ参照）。

さらに、日本高血圧学会が２０１９年に改定した血圧の基準値は、すでに高血圧で医療機関を受診した人を対象としているため、23ページの図のように細かく設定されています。

ただ、体質によって、血圧が高めの人もいれば低めの人もいるので、基準値は目安として捉えるとよいでしょう。

生活習慣を見直して血圧が上昇した原因を探します

基準値は、時代とともに変わります。かつて最高血圧は、「年齢＋90」と言われていたこともあります。

今後も変更される可能性は充分にあります。ですから、数値だけに振り回されて一喜一憂するのではなく、健康診断や検診で高血圧と指摘されたら、まずは生活習慣を振り返り、「どうして血圧が上昇したのか？」を自分で考えることが大切です。

血圧が上昇する背景には、必ず理由があります。二次性高血圧のように特定の病気が引き金となっている場合は、その治療が最優先ですが、本態性高血圧でも、体が血圧を上げている理由が必ずあります。

日々の忙しさや怠慢で高血圧を放置し、ある日突然、心臓や血管にトラブルが起こって手遅れになることのないよう、生活習慣をしっかり見直すようにしましょう。自分の行動や考え方のクセを見つけながら、ＰＡＲＴ２の「降圧これだけポーズ」と「不調解消これだけポーズ」を行なうことによって、血管に負担がかかり続けている状態を、その都度いったんリセットする時間を設けることができます。

特定健診の判定基準値（mmHg）

	適正（基準値※）	要注意（保健指導判定値※）	要受診（受診勧奨判定値※）
最高血圧（収縮期血圧）	129以下	130～139	140以上
最低血圧（拡張期血圧）	84以下	85～89	90以上

※基準値等は今後変更になる場合があります。健診機関などによって基準値等が若干異なることがあります。要注意（保健指導が必要な値）、要受診（医師の指導が必要な値）であり、すぐに薬を飲まなければならないという意味ではありません。

成人における血圧値の分類（mmHg）

分類	診察室血圧（mmHg）			家庭血圧（mmHg）		
	最高血圧（収縮期血圧）		最低血圧（拡張期血圧）	最高血圧（収縮期血圧）		最低血圧（拡張期血圧）
正常血圧	＜120	かつ	＜80	＜115	かつ	＜75
正常高値血圧	120−129	かつ	＜80	115−124	かつ	＜75
高値血圧	130−139	かつ／または	80−89	125−134	かつ／または	75−84
Ⅰ度高血圧	140−159	かつ／または	90−99	135−144	かつ／または	85−89
Ⅱ度高血圧	160−179	かつ／または	100−109	145−159	かつ／または	90−99
Ⅲ度高血圧	≧180	かつ／または	≧110	≧160	かつ／または	≧100
（孤立性）収縮期高血圧	≧140	かつ	＜90	≧135	かつ	＜85

出典：日本高血圧学会「高血圧治療ガイドライン2019」

薬について知っておいてほしいこと

薬を飲むと同時に生活習慣の改善が必要です

高血圧に対する薬には、いくつかのタイプがあり、それぞれ作用のしくみが異なります（次ページ）。薬を服用するときは、自分に処方された薬がどのようなタイプのものか、医師や薬剤師からしっかり説明を受けることが大切です。また、副作用についても詳しく教えてもらいましょう。

高血圧の薬は血圧の値を下げはしますが、血圧上昇の根本の原因を治すものではありません。ですが、薬で血圧が下がると多くの方が安心して、肝心の生活習慣の改善を忘れてしまいます。

高血圧は生活習慣病なので、薬を飲むばかりで、生活習慣改善の努力をしなければ、一生薬に頼らなければならなくなります。

主な降圧剤の作用と副作用

種類	主な作用	主な副作用
カルシウム拮抗《きっこう》薬	血管を広げて血圧を下げます	動悸《どうき》、顔のほてり、足などのむくみ、歯茎《はぐき》の腫れ、便秘など
ARB	血管を収縮させる体内の物質をブロックして血圧を下げます	高カリウム血症など
ACE阻害薬	血管を収縮させる体内の物質をブロックして血圧を下げます	咳《せき》、血管浮腫《けつかんふしゆ》、高カリウム血症など
利尿薬	血管から食塩と水分（血流量）を抜いて血圧を下げます	高尿酸血症、低カリウム血症、日光過敏症（光線過敏症）など
β《ベータ》遮断薬	心臓の過剰な働きを抑えて血圧を下げます	呼吸器疾患の悪化、糖・脂質代謝異常など

ARB：アンジオテンシン受容体拮抗薬
ACE阻害薬：アンジオテンシン変換酵素阻害薬

出典：日本高血圧学会「高血圧の話」

運動のメリットとデメリット

太り気味の人は体重を減らすことから始めましょう

高血圧の改善には、生活習慣の見直しが不可欠です。降圧剤を服用している場合でも同様です。見直しが必要な生活習慣としては運動、食事、睡眠（休息）、ストレス（心の持ち方）などが挙げられますが、ここでは特に運動についてお話しします。

高血圧であり、かつ、肥満気味の方は、特に合併症のリスクが高いので、まずは体重を減らす必要があります。一般的に、体重が減ると血圧は下がるため、健康診断や検診の際に、運動習慣を身につけるように勧められた方も多いことでしょう。

運動を行なうと脂肪がエネルギーとして消費されるほか、筋肉が増えて基礎代謝が高まり、余分な脂肪がさらに効率よく消費されます。ですから、程度の差こそあれ、運動が減量に役立つことは間違いありません。

激しい運動をしすぎることは逆効果です

しかし、一般的に広く行なわれている運動は、「がんばりすぎている」印象があります。たとえば「毎日1万歩のウォーキングをしています！」「スクワットを1日100回やっています！」といった具合です。

本格的なアスリートならともかく、血圧の高い人が激しい運動をしすぎると、血管や心臓などに大きな負担がかかります。これでは本末転倒です。また、一気に体重を減らすことに一度は成功したとしても、リバウンドしやすいのが実情です。

運動を始めると、最初は体重が順調に減っていきます。しかし、一定期間を過ぎると、それまでのようには減らなくなります。なぜかというと、急速に体重が減ると、体が「このままでは危ない」と危機感を覚え、脂肪燃焼にブレーキをかけ、体重の減少を食い止めようとするからです。多くの方はこの時点で挫折してしまい、場合によっては運動前より体重が増えてしまうというケースもよくあるのです。

激しい運動で無理にエネルギーを消費するより、もっと効率よく健康的に体重を落としていく方法があります。それが、自然のリズムに合わせた体の使い方です。

自然のリズムと血圧は連動している

血圧は1日の中で一定のパターンで変動しています

PART2で紹介する「降圧これだけポーズ」と「不調解消これだけポーズ」は、武道の基本とされている「姿勢」を意識するとともに、漢方医学の考え方に基づく体のリズムを加味して考案しました。「1日6回1分」行なうのがポイントです。

私たち人間も自然の一部ですから、そのリズムに合わせて日常生活を送ることが、最良の健康法となります。太陽が昇るとともに目を覚まし、日中は精力的に体を動かし、太陽が沈む頃に安息態勢に入り、眠気を覚えたら床に就く——こうした自然のサイクルに沿った生活をしていると、それだけで血圧は安定の方向に向かいます。

ところで、血圧自体は1日の自然のサイクルの中で、一定のパターンで変動しています。「日内変動」と呼ばれるものです。

現代の生活は自然のリズムに合わせにくい

自律神経とホルモンが血圧を調整しています

日中、私たちが活動している時間帯は、血圧が高く維持されます。そして、太陽が沈みはじめる頃から少しずつ血圧が下がりはじめ、深夜2～3時頃にもっとも低くなり、その後、日の出の時刻に向けて再びゆっくり上昇します。

朝が近づくにつれて血圧が上昇するのには、自律神経とホルモンの働きが関係しています。自律神経は心身を活動的にする「交感神経」と、心身をリラックスさせる「副交感神経」の2つのバランスで成り立っていますが、夕方から夜にかけては副交感神経が優位となって眠りを促し、朝は交感神経が活性化して目覚めを促します。さらに、朝はコルチゾールという脳を覚醒するホルモンの分泌も高まります。

慢性的な寝不足が体のリズムを崩す引き金になります

1日のサイクルの中で、時間帯に対して特定の臓器（五臓六腑《ごぞうろっぷ》）の働きがよくなるという考えが、漢方医学にはあります。「降圧これだけポーズ」は、西洋医学と漢方医学の考え方を融合し、かつ、日本の武道の「姿勢」を意識することで成り立っています。

現代社会では、自然の時間軸に合わせて生活することが難しくなっています。

本来、夜は自律神経やホルモンの働きで血圧が低下し、自然に眠りに入る時間帯なのに遅い時間まで起きていたり、介護などで夜中に何度も起きたりするような日が続くと睡眠が不規則となり、1日のサイクルが乱れてしまいます。その結果、朝の目覚めが悪くなり、日中に眠気を覚えたり、夜、疲れているのに眠れなかったりといったことが起こってきます。1〜2日の寝不足であれば、体のリズムは比較的容易に回復できますが、慢性的な寝不足が続くと、自力で回復することが難しくなります。そうなると、血圧の日内変動が乱れ、血圧の数値も高止まりとなってしまうのです。

毎日こまめに養生することが大事

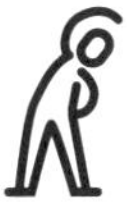

「降圧これだけポーズ」は定期的に体を整えます

何かと忙しくストレスも抱えがちな現代社会において、頻繁に起こる血圧の変動に対して、「これだけポーズ」はとても役に立ちます。

私は武道を学んでいますが、「その場に居とどまらない」ということが大事だと教えていただきました。気持ちの切り替えが大切だということです。「失敗したなぁ」とクヨクヨ考え続けていると、隙《すき》が生じ、攻撃を受けてしまうからです。

同じように、何らかの原因があって、悲しんだり、怒ったり、恐れたりと、さまざまな負の感情を長く持ち続けることによって、そのストレスが、血圧に負担をかけ続けることになります。そうした状態を定期的な運動でリセットすれば、血圧の上昇や不安定化、さらに動脈硬化とその合併症の予防にもつながると考えられます。

自分の生活に合わせて無理なく行ないましょう

「降圧これだけポーズ」の具体的な方法はＰＡＲＴ２で紹介しますが、どれもとても簡単なものです。「起床時」「午前10時」「正午」「午後3時」「午後6時」「就寝前」の１日６回１分ずつ、それぞれのポーズを行なうだけです。

なお、提示している時間帯は、あくまでも目安です。人によって日常の生活パターンはそれぞれ異なりますので、自分の生活に合わせて無理なく行なってください。起床時と就寝前のほかに、午前2回、午後2回行なう、といったことでも大丈夫です。

また、回数にもこだわる必要はありません。大切なのは、毎日こまめにポーズを行なうことです。継続的にメンテナンスを行ない、五臓六腑を整える習慣が身につけば、それが結果的に、血圧の安定化と合併症の予防につながります。

さらにＰＡＲＴ２では、高血圧に基づく症状や、更年期に伴う症状を解消する「不調解消これだけポーズ」も紹介しています。１日６回の「降圧これだけポーズ」とともに習慣化できれば、高血圧の不安から自然と解放されることでしょう。

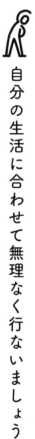

降圧これだけポーズのタイムテーブル（目安）

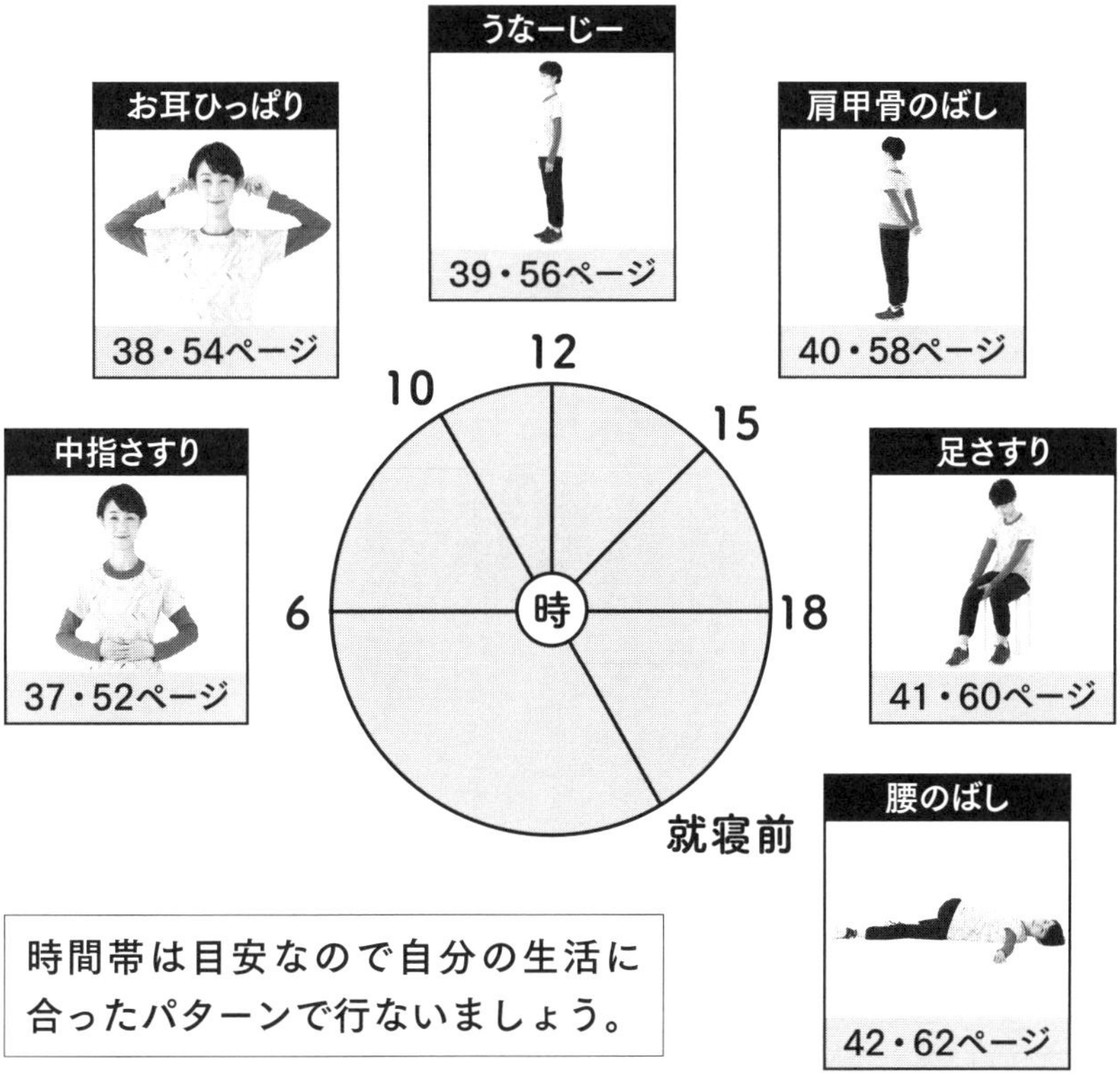

時間帯は目安なので自分の生活に合ったパターンで行ないましょう。

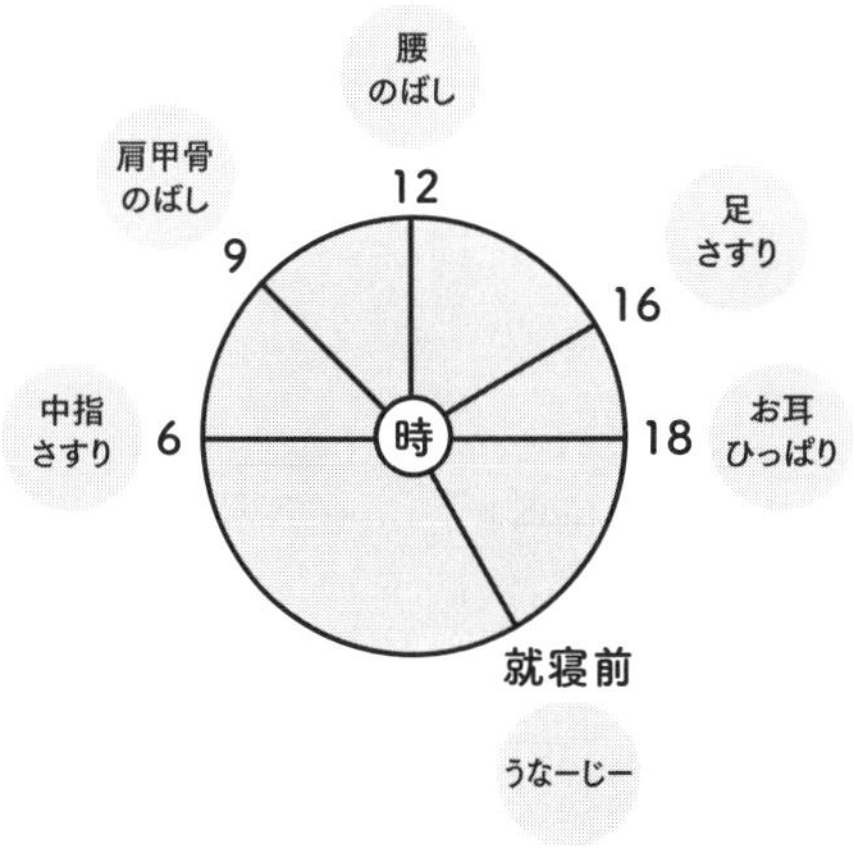

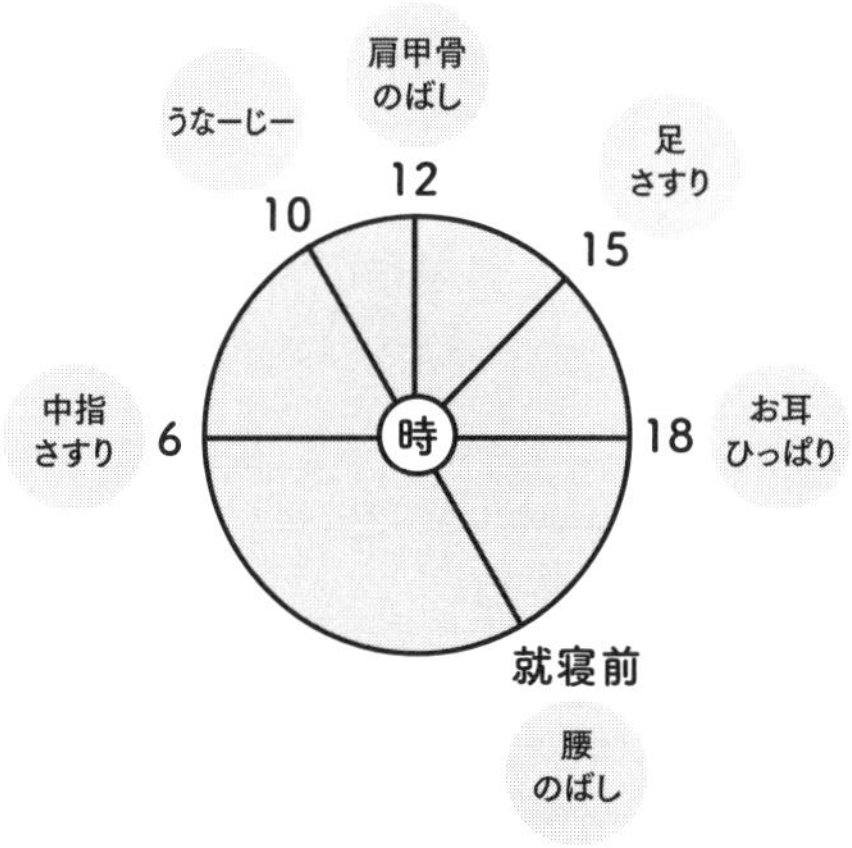

日常生活が「大切なお稽古の場」

特別な場所に行く時間がなくても運動はできます

「体や心は日常生活の中でつくられる」。そう私は考えています。講演でも「日常生活こそ『いちばん大切なお稽《けい》古《こ》』ですよ」とお話ししています。これも武道から学んだ考え方です。たとえば、せっかくスポーツジムへ行ったのに、帰宅後はゴロゴロと寝転がってテレビを見ながらお菓子をムシャムシャと食べていたのでは、いつまで経っても高血圧を改善することはできません。

日常生活の中で、仕事や家事、育児や介護など、それぞれの場面で、毎日の生活動作そのものを「お稽古」（運動）と考えることが大事です。歩き方（95ページ参照）もそうですが、掃除や洗濯も工夫次第で血圧を改善する最良の運動となるのです。

生活の動作すべてが血圧を下げる「お稽古」になります

掃除や料理などの家事を行なうときは、少し中腰になったり深く腰を落としたりといった動作を、それぞれ意識して行なうと、大臀筋《だいでんきん》など、さまざまな筋肉のトレーニングになります。

イスに座ったり立ち上がったりするときも、「お稽古」だと思って意識的に行なうと、筋力アップにつながります。

近年はあまり見かけなくなりましたが、ぞうきんを絞る動作も、「ねじる」動きと「緩める」動きをしっかり意識して繰り返すことで、血流がよくなります。これは血圧の状態を改善するうえで、とても効果的です。

あるいは、身体をさすったり、叩いたり、振ったりといった軽い刺激でも、細胞が活性化します。たとえばお風呂上がりに、バスタオルを使う前にハンドタオルで全身を丁寧にふくのもよい方法です。

買い物に出かけるなどの外出のときは、絶好の「ウォーキングタイム」です。おなかを意識しながら姿勢よく歩くことをおすすめします。

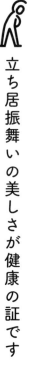

立ち居振舞いの美しさが健康の証です

実際に、日常生活の動作を改善しただけで、短期間のうちに健康診断の数値が改善された方が数多くいらっしゃいます。

ある旅館の女将《おかみ》さんは、常に姿勢を意識して仕事を行なうようにしたところ、約２カ月で４キログラムやせたとおっしゃっていました。和服姿でお客様に接する仕事なので、立ち居振舞いも美しくなり、とても喜んでくださったことがあります。

所作や姿勢を美しくすることが健康増進にもつながるというのが、武道をはじめとする日本伝統文化のすばらしいところです。

しかし実際のところ、毎日の生活動作をいちいち意識するというのは、忙しい現代人にとっては、なかなか難しいのも事実でしょう。

そこで、私たちでも日常生活の中で無理なくできる方法として考案したのが、ＰＡＲＴ２で紹介する「降圧これだけポーズ」と「不調解消これだけポーズ」です。

次ページからは、それぞれのポーズの概要を、先に説明させていただきます。より具体的な方法は、ＰＡＲＴ２をご覧ください。

降圧これだけポーズ❶

「中指さすり」でゆっくり始動

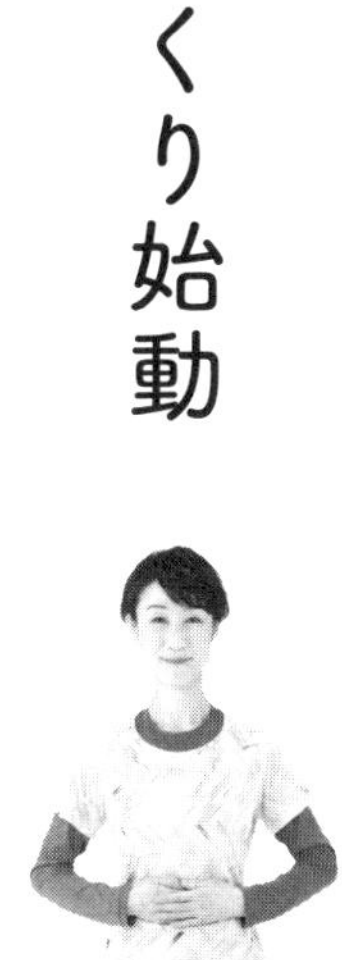

52ページへ

朝は、一般的に日の出の時刻に近づくにつれ、血圧が少しずつ上がります。自律神経やホルモンなどが働いて、「もう朝ですよ」と私たちの心身を自然に起こしてくれるからです。

血圧の高い人は、目覚めてすぐに飛び起きると、血圧がさらに急上昇する恐れがあります。そして毎日そうしたことが繰り返されると、血管や心臓に負担がかかり、動脈硬化を進める要因になってしまいます。

ゆっくり体を目覚めさせるために、朝は「中指さすり」を行ないましょう。布団の中で中指をやさしくさすることにより、末梢の血流がほどよく促されて、循環器系にやさしい状態で起床でき、1日をよりよい状態でスタートさせることができます。

降圧これだけポーズ❷

「お耳ひっぱり」で心身をクリアに

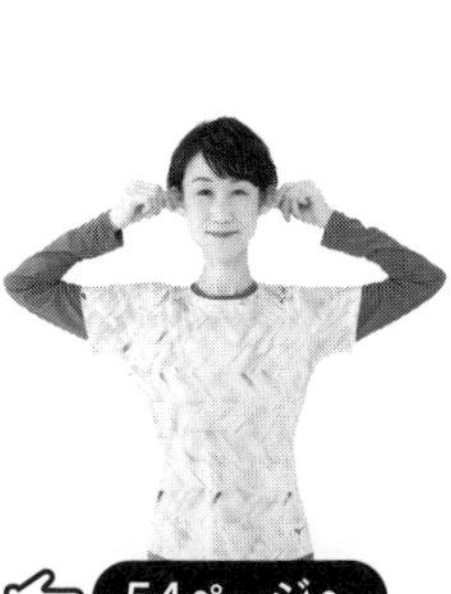

54ページへ

午前10時頃というのは、会社勤めの方なら仕事に本腰が入りはじめる時間帯、主婦の方であれば朝の家事を終えて「さあ、いったん自分の時間」という、午前中の切り替えタイムであることが多いでしょう。

頭と心をクリアにして活動的に動きはじめるには、「お耳ひっぱり」がおすすめです。耳には全身につながるツボが集まっているので、軽くひっぱって刺激すると、全身の血流が促され、心身がシャキッとして血圧にもよい影響を及ぼします。

特にこの時間帯は、真横にひっぱるとき、「胸から胃のあたりまで気持ちよく広げる」ようにイメージするとよいでしょう。

睡眠が浅くて悩んでいらっしゃる方は夜も行なうと、睡眠の質が向上します。

降圧これだけポーズ ③

「うなーじー」で疲れをいったんリセット

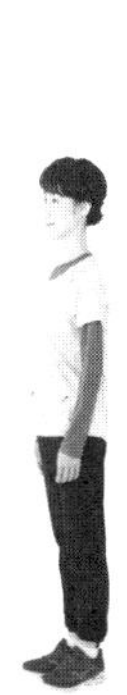

56ページへ

正午頃は、おなか（下腹部）だけに力を入れ、うなじが気持ちよく伸びた「うなーじー」を行ないます。午前中の疲れが蓄積し、背中が丸くなることが多いのですが、このタイミングで「うなーじー」を行なうことで、再びよい姿勢に整えることができ、血流がよくなります。「うなーじー」で午前中の疲れを一度リセットすると、午後からの活力が生まれます。

正午だけではなく、自分の姿勢や心のバランスが崩れていると感じたら、その都度「うなーじー」を行ないましょう。立った姿勢でも座った姿勢でもできるので、家事や仕事の合間に簡単に行なうことができます。スマートフォンやタブレット、パソコンのディスプレーの凝視による「ストレートネック」や「猫背」の改善にも効果があります。おなか（下腹部）でゆっくり呼吸を繰り返すと自律神経が整い、血圧の安定にも効果的です。

（「うなーじー」は健康増進コンサルティング株式会社の登録商標です）

降圧これだけポーズ④

「肩甲骨のばし」で気分転換

午後3時頃は、夕方に向けて「あともうひとふんばり」しなければならない時間帯です。しかし、ストレスや疲れが溜まって、肩や首、腰などがコチコチになっている方も多いはず。それは、血流が滞っている証拠です。放っておくと血圧も不安定になってしまいます。

そんなときは、家事や仕事の手をちょっと休めて、「肩甲骨のばし」で凝り固まった筋肉をほぐしましょう。たった1分行なうだけで、肩や首の血流がよくなり、こりがスーッと解消されます。

本来は、肩や首のこりを感じる前にこまめに行なうのが理想です。テレビを見ながらでも、友人とおしゃべりをしながらでもさりげなくできるのが、このポーズのいいところです。

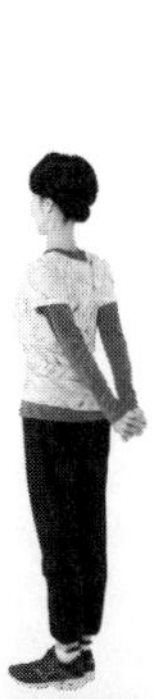

58ページへ

降圧これだけポーズ❺

「足さすり」で血液循環を促進

心臓から押し出された血液は、動脈を通って末梢部分の毛細血管まで流れていき、そのあと静脈を通って心臓まで戻ってきます。末梢部分から心臓へ血液を戻すときに、いわば「ポンプ役」として、特に大切な働きをするのが、足の筋肉です。

私たちが足を動かすたびに、足のふくらはぎの筋肉が収縮・弛緩を繰り返し、それがポンプとなって静脈血を心臓のほうへ押し上げているのです。そのためふくらはぎは、「第二の心臓」とも呼ばれています。

女性が悩むことの多い「足（下半身）のむくみ」は、静脈血の流れが悪くなるために起こるものです。そんなときは、「足さすり」でふくらはぎの筋肉を刺激しましょう。

内側や裏側を丁寧にさすると、デスクワークなどで長時間座っているような方には特に効果的です。

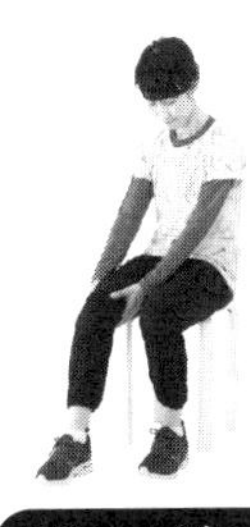

60ページへ

降圧これだけポーズ 6

「腰のばし」で睡眠の質を向上

生活習慣の中でも、「睡眠をしっかりとること」は、高血圧を改善するうえで、とりわけ大切なことのひとつです。

眠りに入って最初に分泌される成長ホルモンが、体の新陳代謝を促し、全身の細胞をリフレッシュします。起床時から約14時間後に分泌されるメラトニンというホルモンは、睡眠の質を向上させるとともに、血管の老化を防ぐ働きなどがあります。

さらに、ぐっすり眠る頃に、特に腎臓が休まると、翌朝目覚めたあと、体内の毒素や老廃物が尿としてスムーズに排出されて血管内の圧力が下がり、結果として血圧が安定します。血圧安定に欠かせない自律神経のバランスを整えるうえでも、睡眠は大切な役割を担っています。

就寝前の「腰のばし」で、質のよい睡眠を実現しましょう。

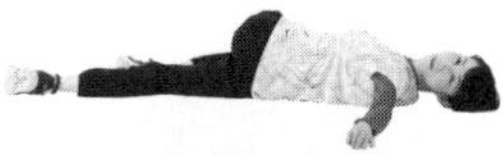

62ページへ

不調解消
これだけ
ポーズ❶

おでこさすり

コレに効く！
思考力の低下解消

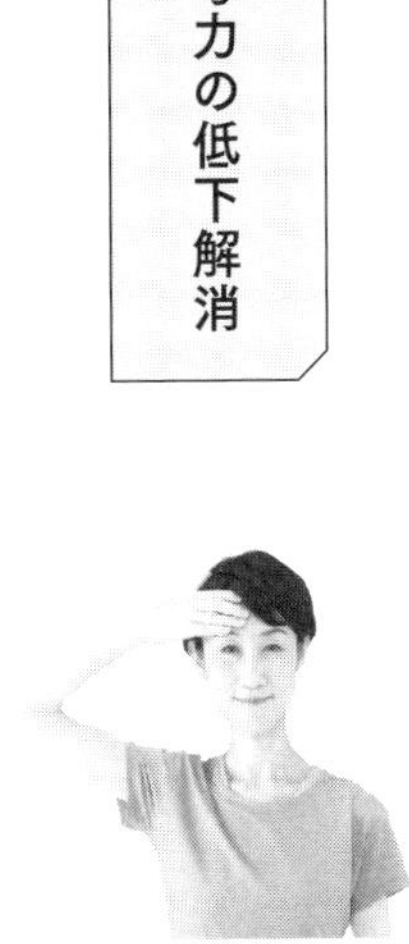

64ページへ

日常生活の中で、何かと考え悩むことが多かったり、トラブルが生じてパニック状態になることが多かったり、また、イライラが募ったり、神経質になりすぎたりしているときなどは、脳が疲れて思考力が低下するものです。

そんなときは顔面が緊張し、眉間《みけん》にシワが寄ってきます。顔のパーツが真ん中に集まってくるようなイメージでしょうか。

このようなときにおすすめなのが「おでこさすり」です。真ん中に寄った感じがする額に手を当て、それを左右に広げるようにさすります。

とても簡単な方法ですが、顔の表情がゆるんで頭もスッキリします。眉間のシワの解消にも効果があり、血圧の安定ももたらします。

不調解消
これだけ
ポーズ❷

目玉ストレッチ

コレに効く！

目の疲れ解消

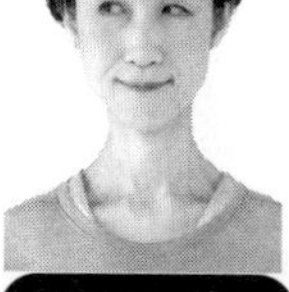

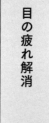

66ページへ

スマートフォンやタブレット、パソコンなどは、もはや私たちにとって手放せないものとなりましたが、それらのディスプレーを長時間凝視していると、目が疲れて頭痛や肩こりまで生じてくることがあります。

そのうえ、目がかすんでショボショボすると、間違いが多くなり、家事や仕事の効率も悪くなってしまいます。

そのようなときは目のピント調節機能や眼筋の働きが悪くなっているので、「目玉ストレッチ」で目とその周囲を活性化しましょう。

目を上下、左右、斜め、そして、グルッとゆっくり回します。目の周りの血流がよくなることで視界がスッキリして疲れが取れるだけでなく、頭と気分も晴れやかになり、血圧にもよい影響を及ぼします。

不調解消これだけポーズ❸

胸さすり

コレに効く！

ふさぎ込みがちな気分解消

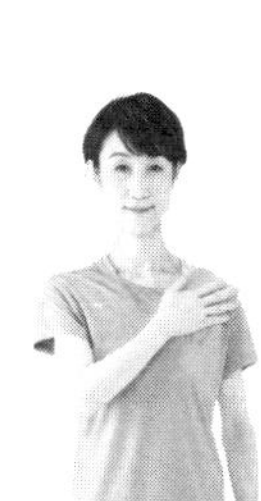

68ページへ

気分がふさぎ込みがちなときやストレスを抱え込んでいるときは、姿勢が前かがみになり、猫背になって呼吸が浅い状態に陥っています。

そんなときは、「胸をゆるめる」ことで改善が期待できます。胸をゆるめるには、「胸さすり」がおすすめです。

私たちの体は、頭のてっぺんから手足の先まで、「筋膜」という薄い膜で覆われていますが、胸をさすると、筋膜はつながっているので、その波及効果で首や肩、背中の筋肉がゆるむと考えられ、胸のあたりが「一気に広がる」感覚が実感できます。左右の胸を軽くさするとさらに広がって呼吸が楽になり、血圧の安定にもよい影響を及ぼします。

前かがみだった姿勢も自然とまっすぐになり、気持ちも前向きになります。

不調解消
これだけ
ポーズ
④

ひじまわし

コレに効く！

肩のこり解消

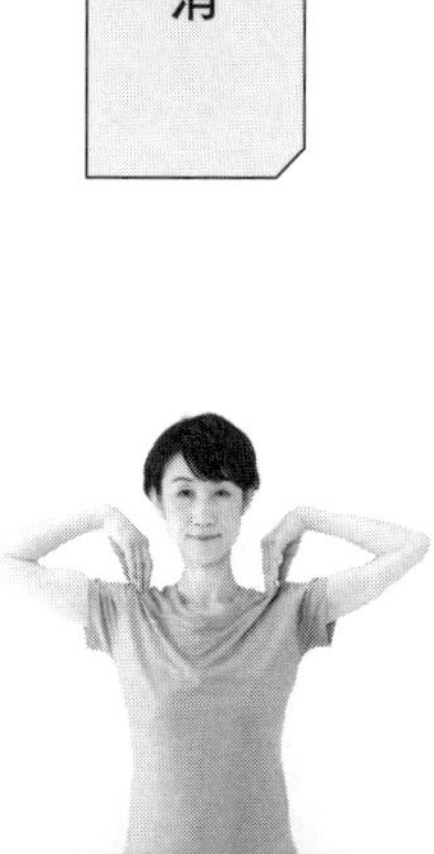

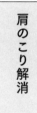

70ページへ

肩こりは、特に更年期の女性によくある症状です。そのため、「更年期だから仕方がない……」とあきらめている方も多いようですが、肩こりを甘く見すぎると実は大変なのです。

特に高血圧が要因となって肩こりなどの症状が出ているときには、周囲の筋肉が硬直して血流も悪くなっています。こまめに養生しないと血管の老化が進み、危険な合併症を起こしやすくなります。

肩こりに効果的なポーズはいろいろあります。「肩甲骨のばし」（40・58ページ）もそうですし、首から肩にかけてさするのも有効ですが、70ページでは「ひじまわし」を紹介しています。ゆっくりと大きくひじを回すと血流が促進され、肩こりの解消とともに、血圧の安定を促します。

不調解消これだけポーズ❺

わきのばし

コレに効く！

ストレス解消

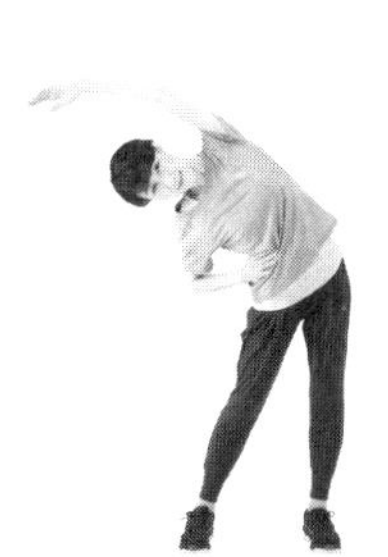

72ページへ

ストレスにさらされると、呼吸に関わっている重要な筋肉のひとつである横隔膜の動きが鈍くなり、呼吸が浅くなります。

横隔膜をしっかり動かすには、「わきのばし」が役に立ちます。わきを気持ちよく伸ばして横隔膜の働きを回復させると、呼吸が楽になり自律神経のバランスも整って、血圧の状態によい影響を及ぼします。

ストレスを感じて体がこわばってきたときは、「わきのばし」をぜひ試してみてください。わきを気持ちよく伸ばして深い呼吸ができると、心身がリフレッシュできます。

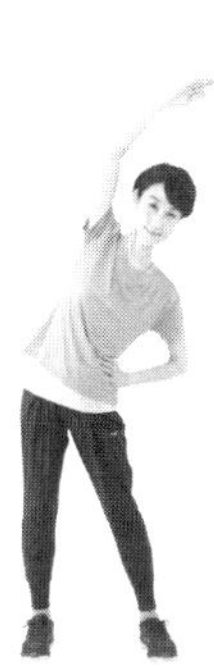

不調解消
これだけ
ポーズ
⑥

エア素振り

コレに効く！

イライラ解消

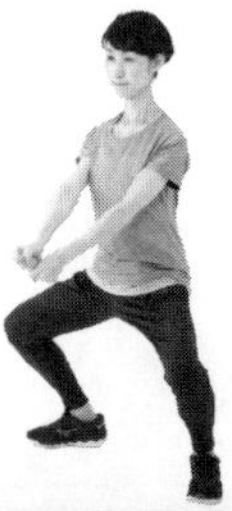

74ページへ

ストレスが多すぎて、イライラとのぼせたような顔で怒っているときは、肩や首に力が入っています。そして、おなか（下腹部）の力が抜けているため、決してよい状態とは言えません。

そんなときは竹刀《しない》などで「素《す》振《ぶ》り」をするとおなか（下腹部）に力が入り、頭もスッキリします。しかし、一般家庭に竹刀などはなかなかないでしょうから、竹刀を持ったつもりの「エア素振り」がおすすめです。

竹刀や棒状のものを持つだけで余計な力が腕や肩に入ってしまう方も多いため、むしろ「エア素振り」のほうがよいことが考えられます。

振り下ろしたときにジワーッと手を絞り、そのあとすぐにゆるめると、末梢の血管へのほどよい刺激となります。

不調解消これだけポーズ⑦

腰まわし

コレに効く!

腰のだるさ解消

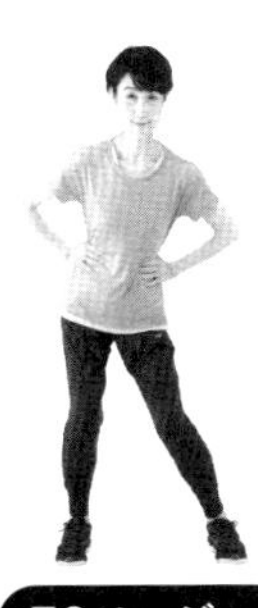

76ページへ

夕方になってくると、腰のあたりがだるくなる方も多いことでしょう。会社勤めの方であれば退勤時間が近くなってきた頃、家事であれば夕食の準備が一段落、「あー、今日もよくがんばったな……」というひとときではないでしょうか。

1日の疲れをこのタイミングで解消しておくと、肩や背中、腰のこりを翌日に持ち越さずに済みます。毎日の「こりの積み重ね」こそが、血圧を上げる大きな原因のひとつとなります。

気楽に立った状態で「腰まわし」を行ないましょう。腰や背中の筋肉がほぐれて、全身の血流がよくなります。蓄積した体のゆがみを整えるうえでも効果的。

家庭でも「もうひとがんばり」の家事の前に腰を回しておくと、日中の疲れがそこでリセットされて体が軽くなり、気力と集中力がよみがえります。

不調解消
これだけ
ポーズ
❽

腰トントン

コレに
効く！

腰のだるさ解消

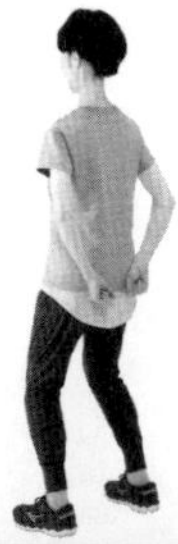

78ページへ

女性は特に更年期になると、「体がなんだか疲れやすい」「全身のだるさが抜けない」といった「なんとなくの不調」を感じることが増えてきます。

週末にマッサージや温泉などに出かけるのもいいですが、日常生活で疲れを感じたときに、こまめにメンテナンスをすると、慢性的な疲労感を解消することができます。

「腰トントン」は、いつでもどこでも簡単にできるのが利点です。腰のあたりを軽く両手で叩くことで、腰周辺から臀部《でんぶ》の筋肉がほぐれるとともに、血液の流れがよくなって細胞が活性化し、体の疲れが楽になります。

デスクワークが多い方には気分転換になりますし、立ち仕事をしている方の腰痛防止にも効果が期待できます。それではPART2で、実践していきましょう！

PART 2

血圧を下げる！
降圧これだけポーズ

降圧これだけポーズ❶

中指さすり

布団の中で中指をやさしくさすると末梢の血流が促され、循環器系にやさしい状態で起床でき、１日をよりよい状態でスタートできます。

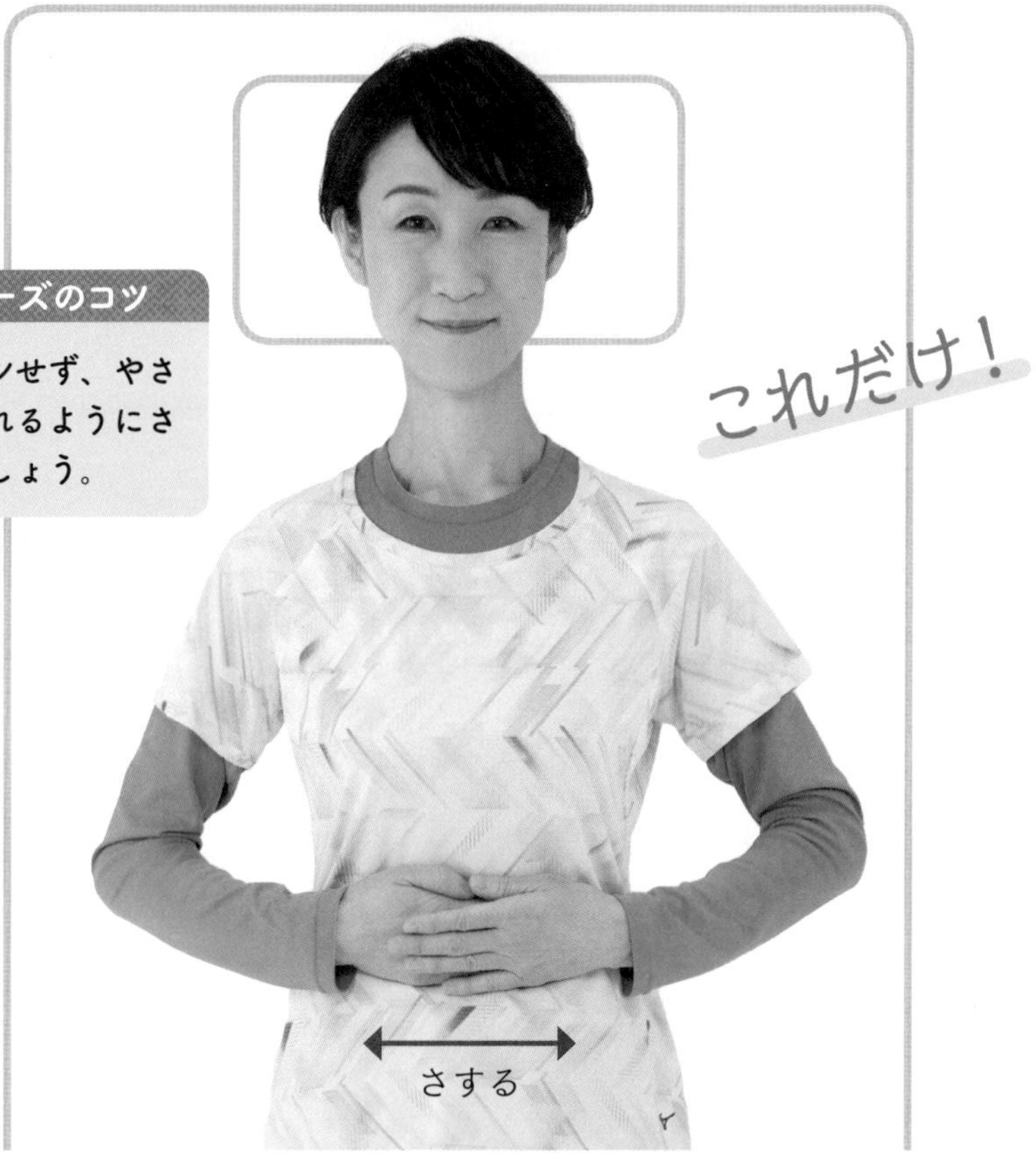

ポーズのコツ

ゴシゴシせず、やさしく触れるようにさすりましょう。

1 布団の中で寝たまま、手の甲側の中指をさすります。

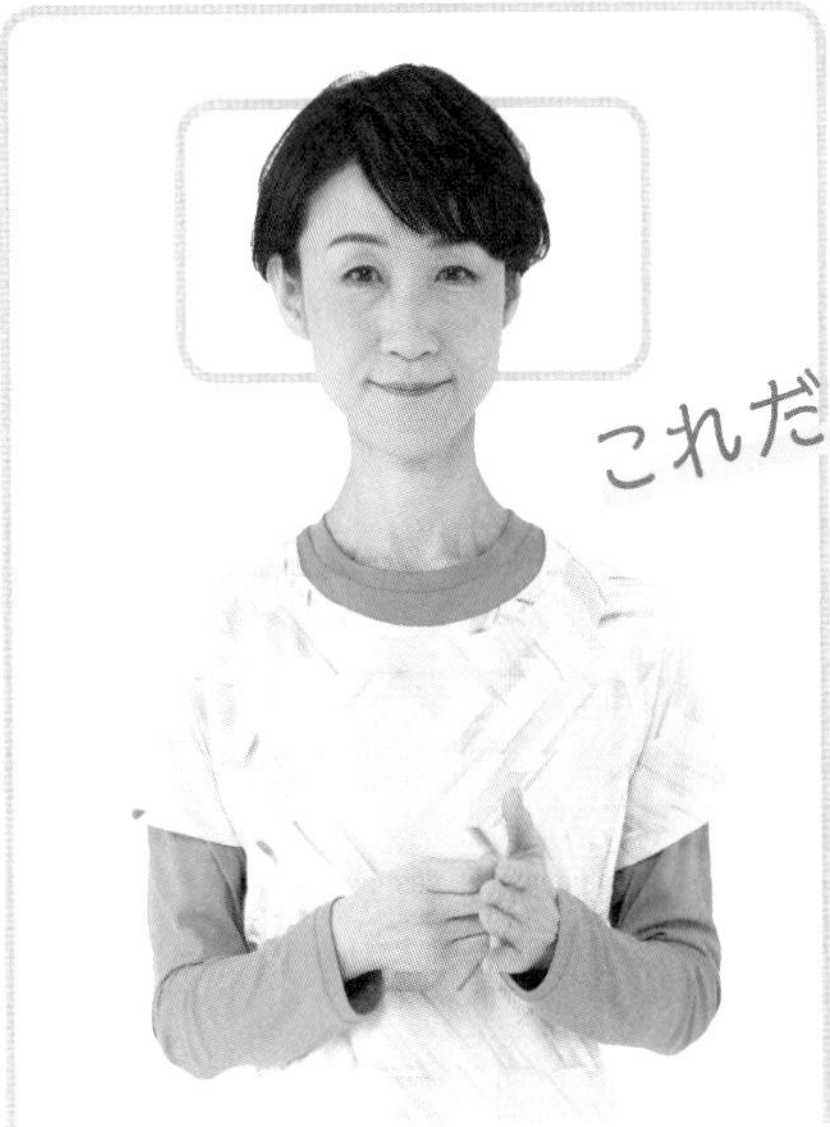

2 次に中指を曲げて、反対の手のひらで、軽くさすります。

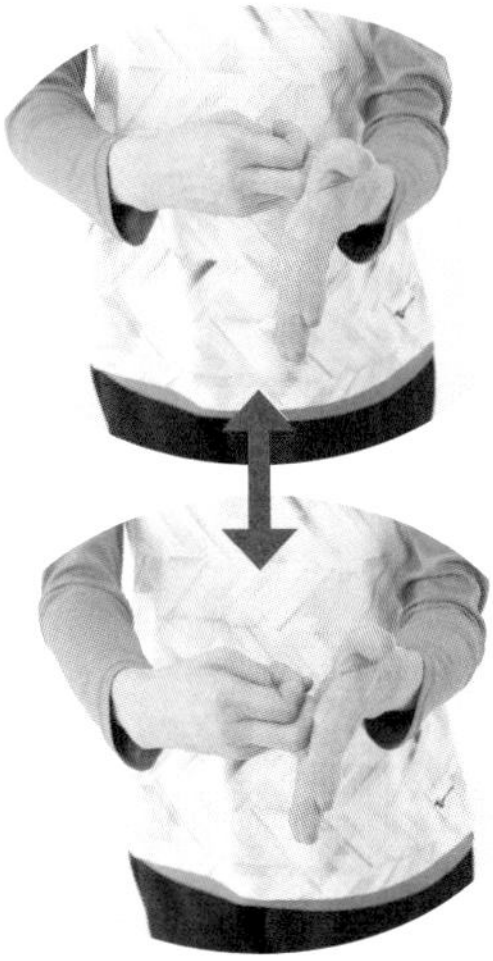

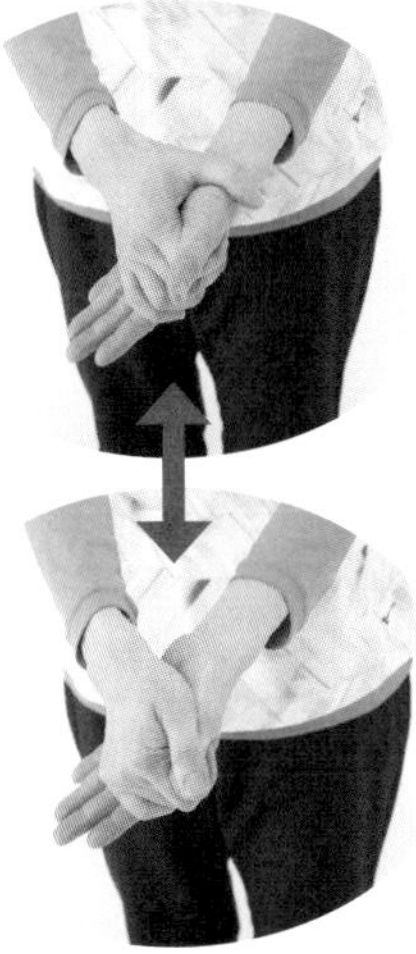

3 さらに親指の付け根から爪の横までさすると、肺、呼吸器系の働きもよくなります。

ポイント

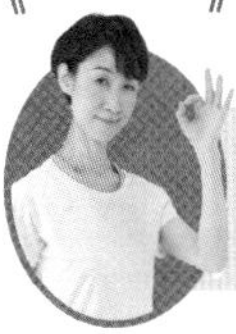

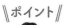

☑ 実施時間は30秒から1分くらいで大丈夫です。

降圧これだけポーズ❷

お耳ひっぱり

耳には全身につながるツボが集まっているので、軽くひっぱって刺激すると、全身の血流が促され、血圧にもよい影響をもたらします。

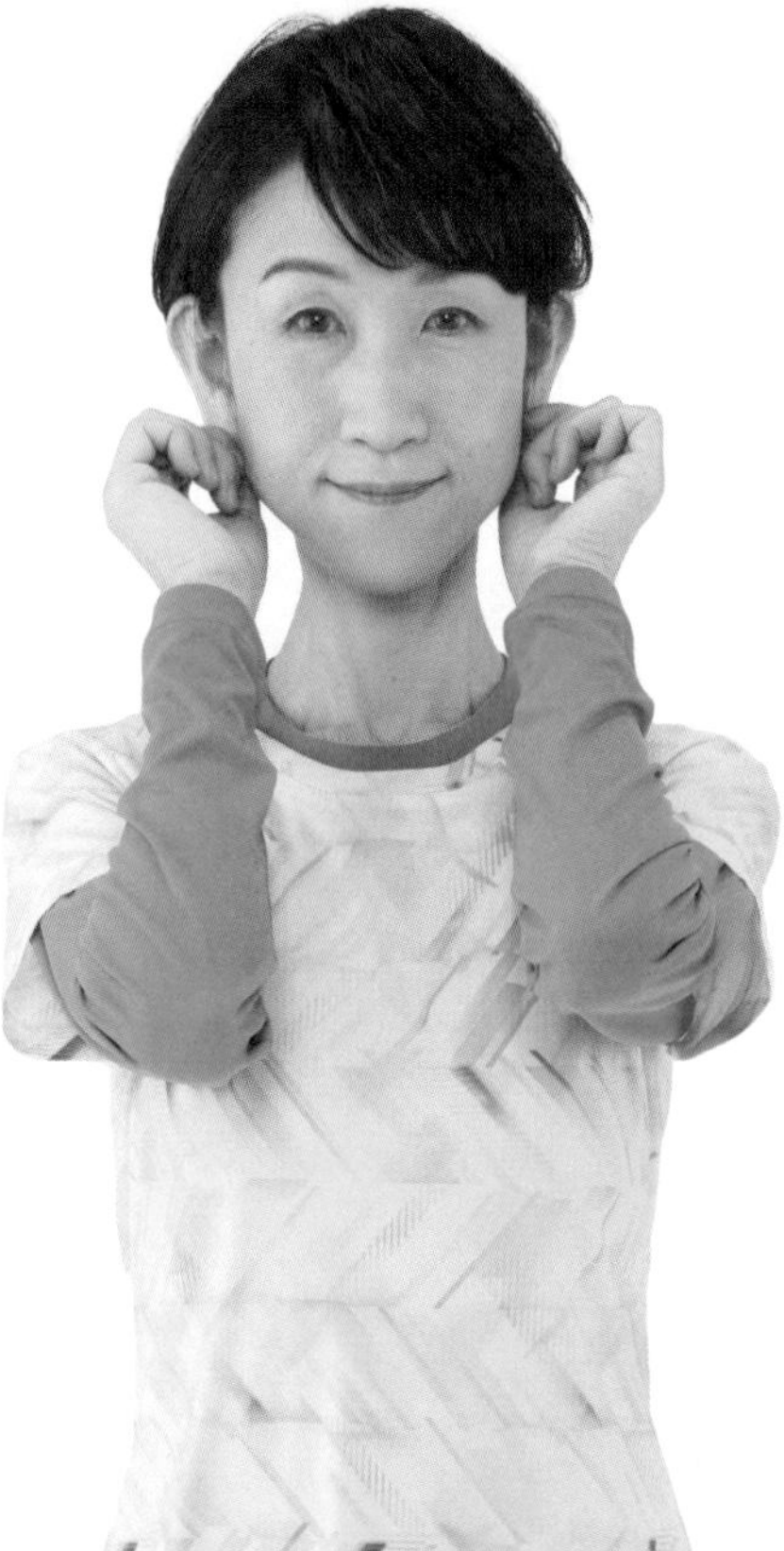

1 耳たぶの下をつまみ、ひじの重さを利用してやさしく下にひっぱります。

2

耳たぶの真ん中をつまみ、胸を広げながら、やさしく横にひっぱります。

これだけ！

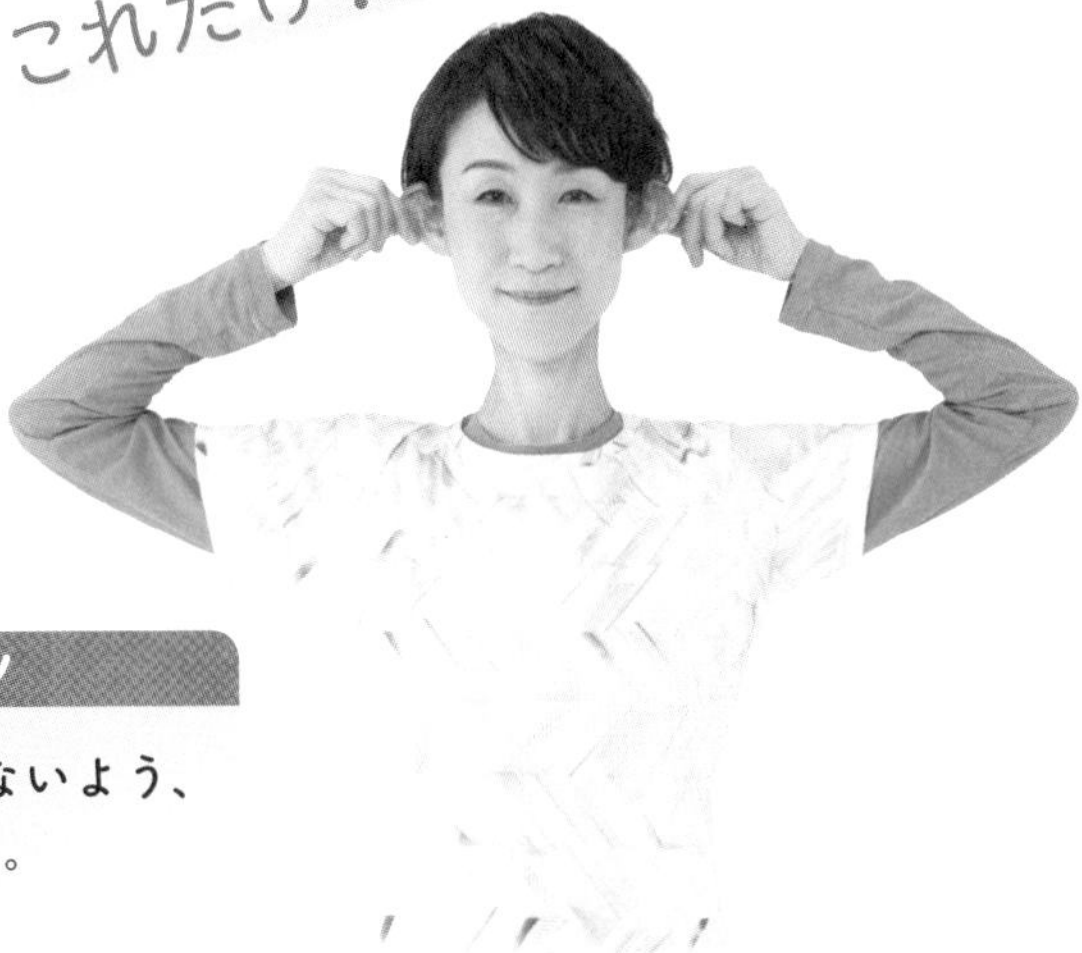

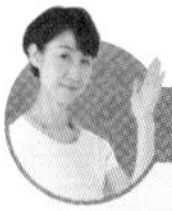

ポーズのコツ

耳を強くひっぱりすぎないよう、やさしく行ないましょう。

これだけ！

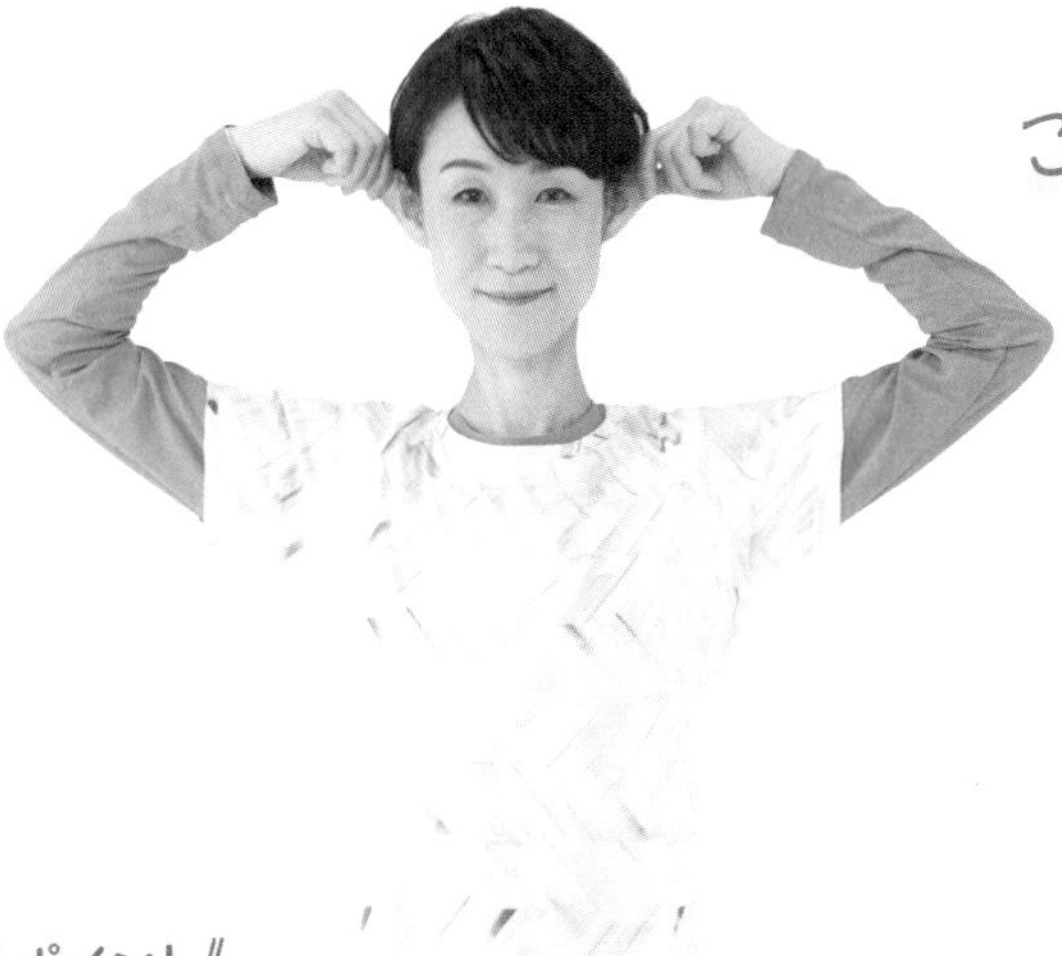

3

耳たぶの上をつまみ、やさしく斜め上にひっぱります。1～3を3回繰り返します。

ポイント

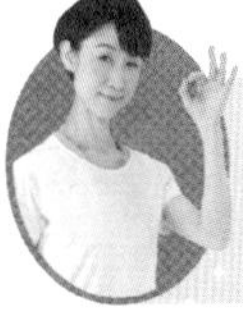

☑ 耳をひっぱるときに口から息を吐きます。
☑ ハミングしながら行なうと頭もスッキリします。

降圧これだけポーズ❸

うなーじー

自分の姿勢や心のバランスが崩れていると感じたら、その都度「うなーじー」でリセットすると、心身が気持ちよく整っていきます。

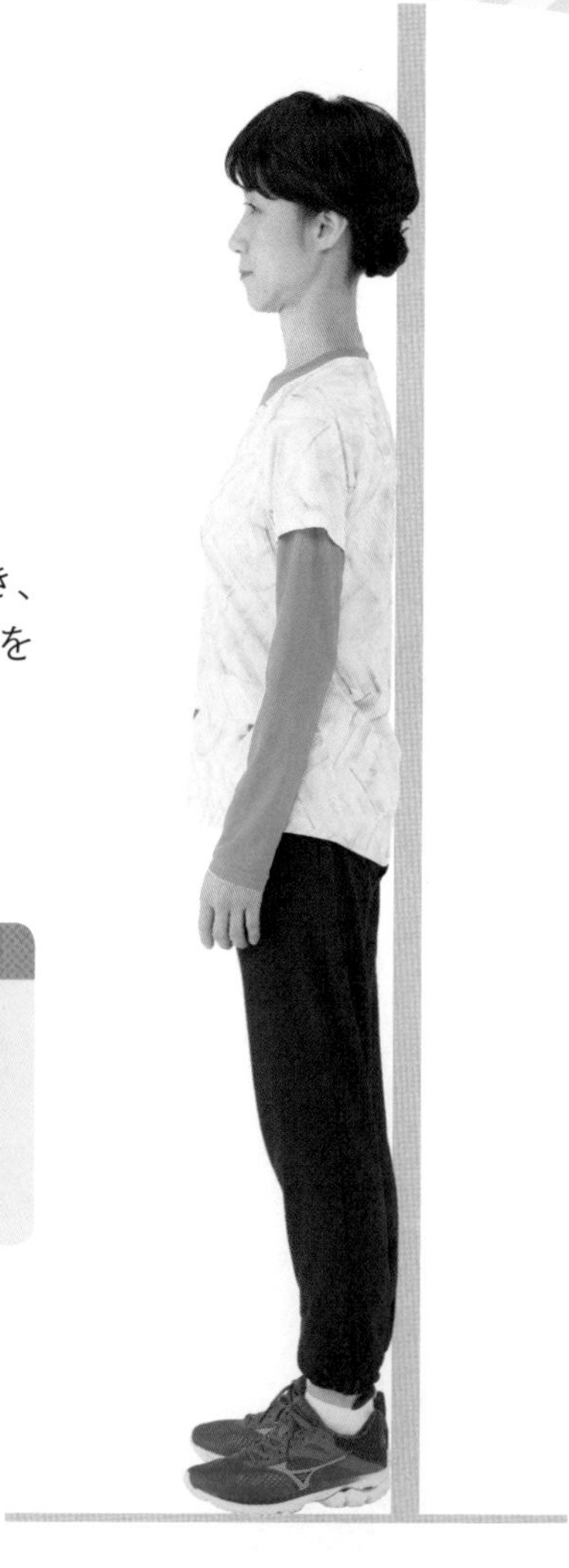

1

両足を肩幅くらいに開き、かかと、お尻、背中、頭を壁につけて立ちます。

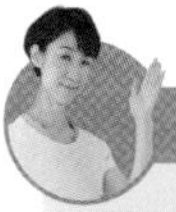

ポーズのコツ

頭が上からひっぱられていることをイメージし、うなじがゆるやかに伸びていくのを感じましょう。

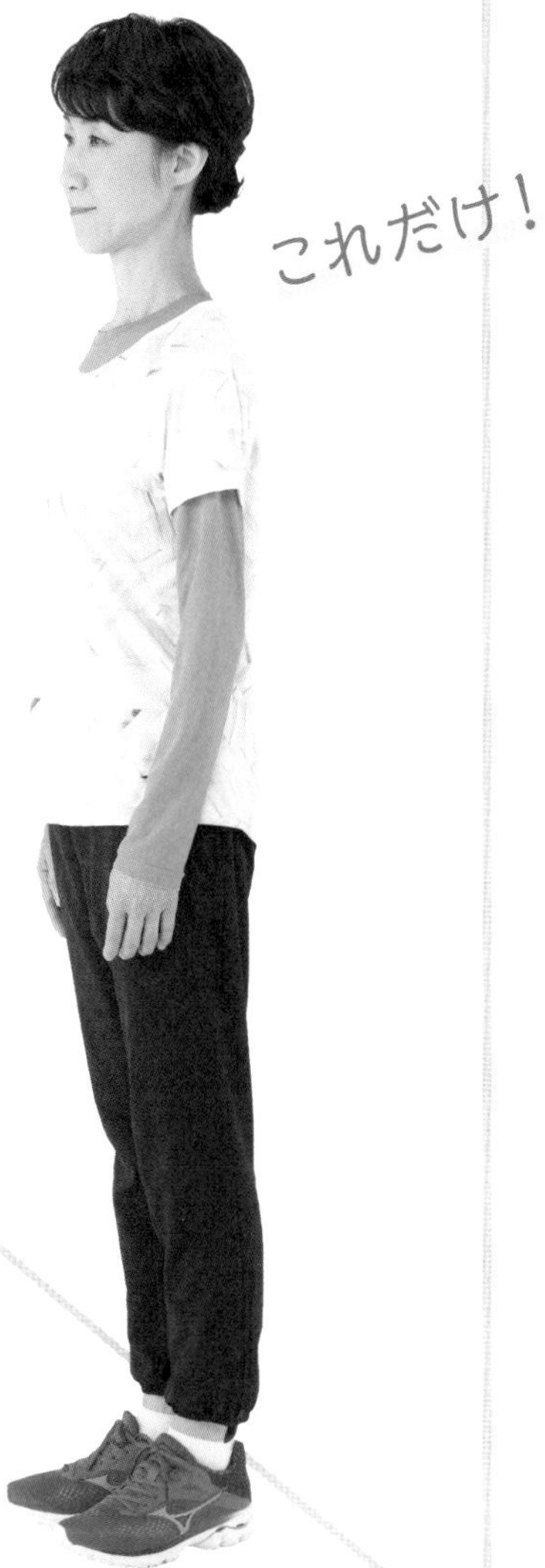

2 おなかにだけ力を入れ、肩、腕など、ほかは力を抜きます。

3 おなかを意識して、呼吸をゆっくり３回行ないます。

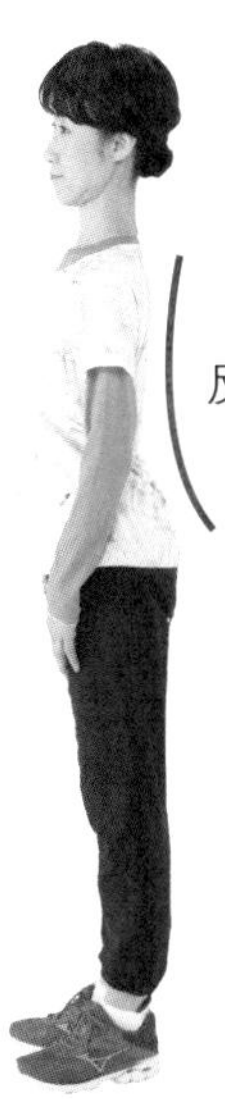

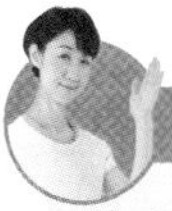

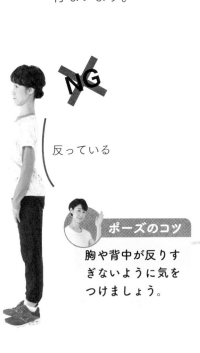

ポーズのコツ

胸や背中が反りすぎないように気をつけましょう。

ポイント

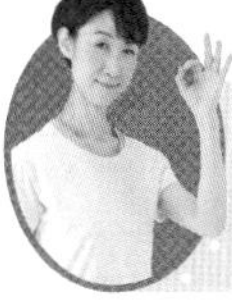

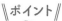

☑ 空と大地に身を任せるような、ゆったりとした気持ちで立ちましょう。

降圧これだけポーズ④

肩甲骨のばし

凝り固まった肩や首の筋肉をほぐすと、血流がよくなり、こりがスーッと解消されるとともに、血圧安定にもよい影響を与えます。

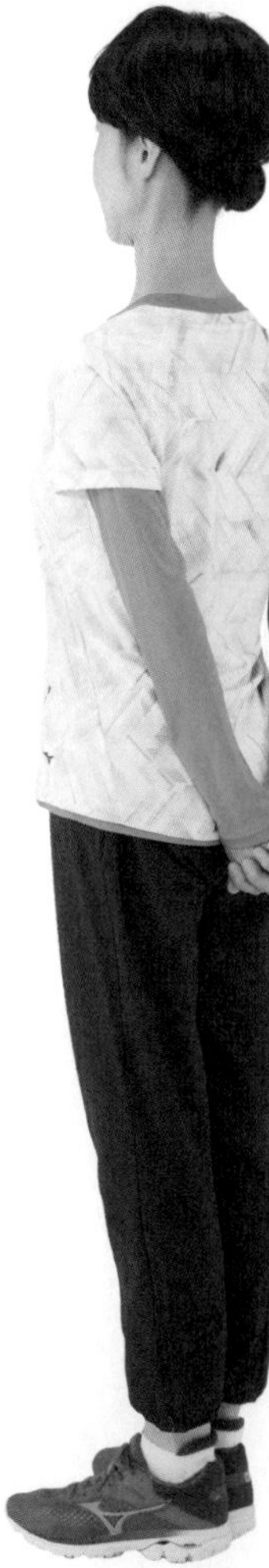

1

背筋を伸ばし、両手を後ろで組みます。

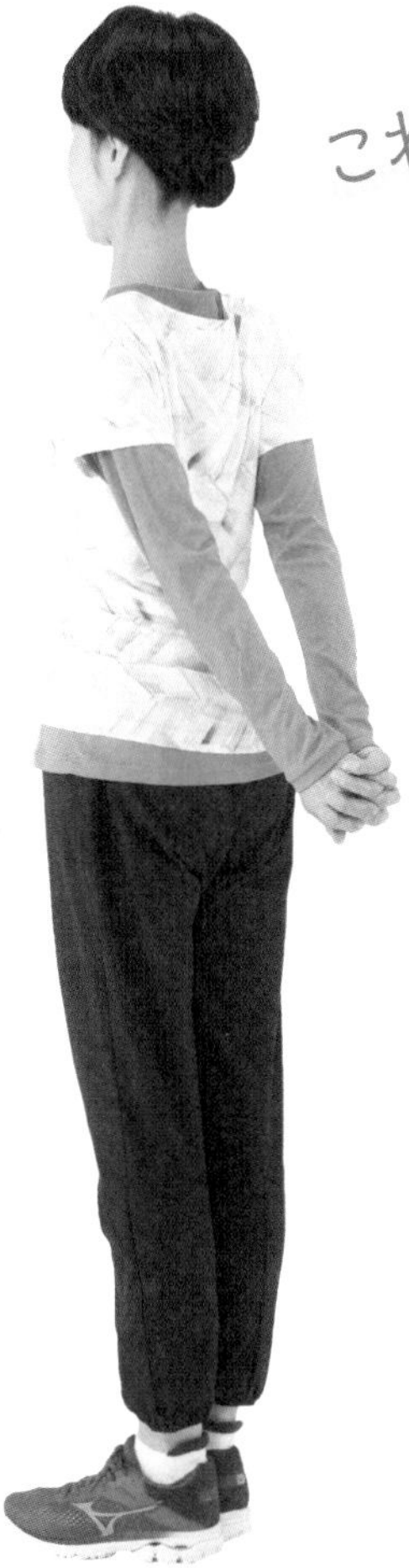

これだけ！

2

肩甲骨を内側に寄せるイメージで、鼻から息を吸いながら、両肩を後ろに反らします。

3

５秒経ったら組んだ手をほどき、口から息を吐きながら体の力を抜きます。

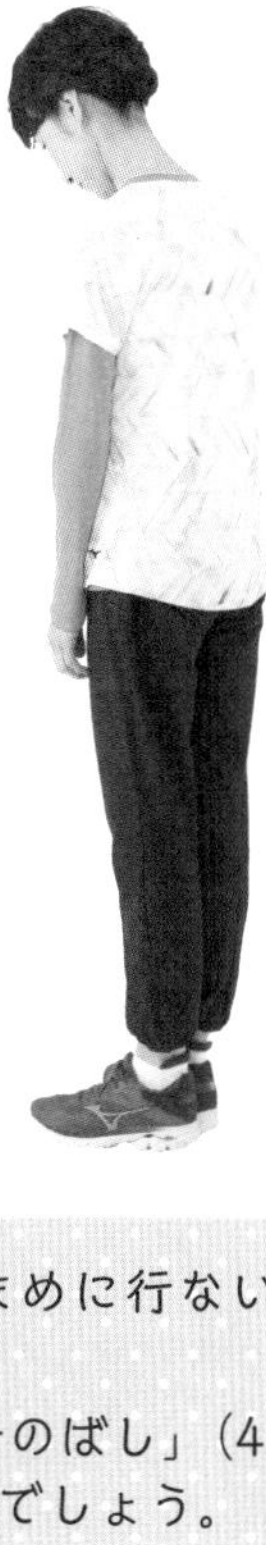

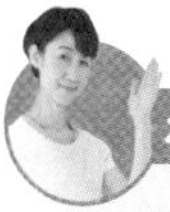

ポーズのコツ

呼吸を止めて行なうと、苦しいポーズになるので要注意。

4

1～3を３セット行ないます。

ポイント

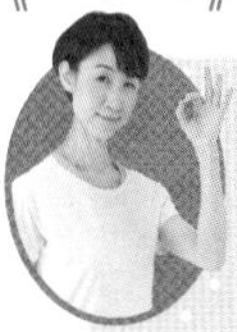

- ☑ 首や肩のこりを感じやすい人は、こまめに行ないましょう。
- ☑ ストレスがたまりがちなときは、「わきのばし」（47・72ページ）も一緒に行なうとなおよいでしょう。

降圧これだけポーズ❺

足さすり

下半身やふくらはぎの筋肉にアプローチして、静脈血を肺や心臓へ戻す「ポンプ機能」を助けることで、血液循環を穏やかに促進します。

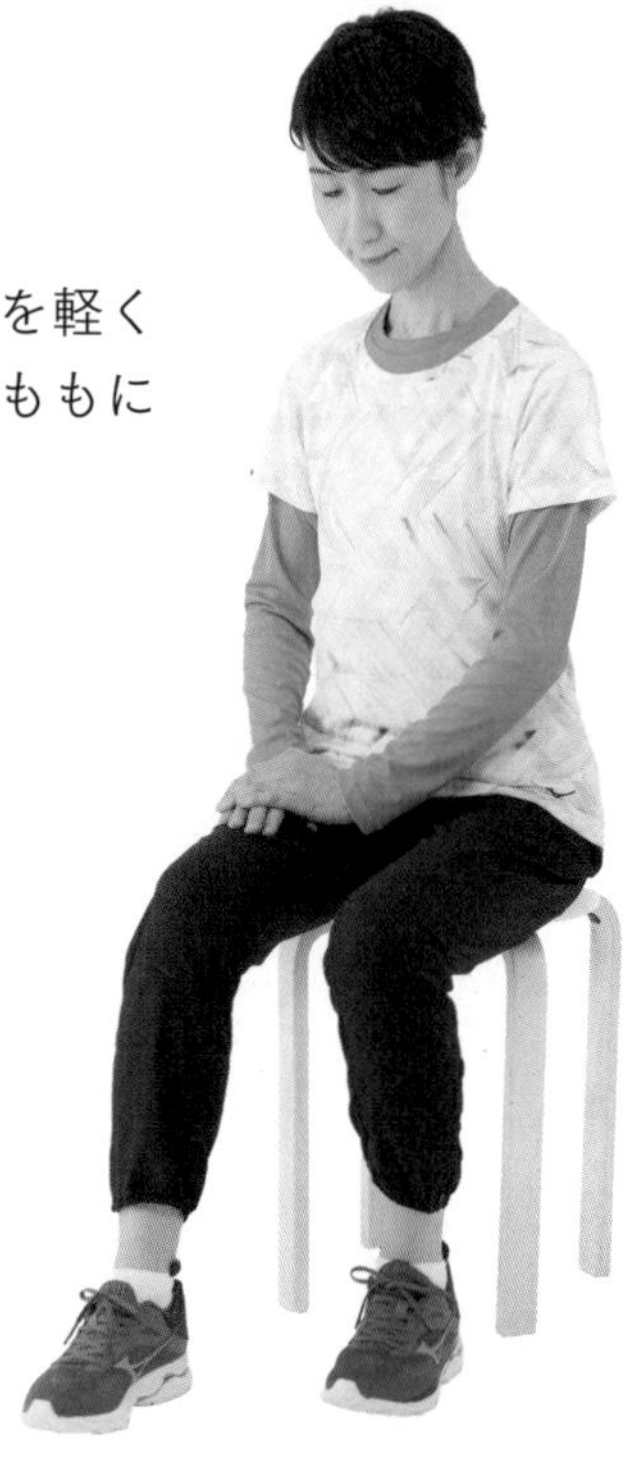

1 イスに座り、足を軽く開き、両手を太ももに置きます。

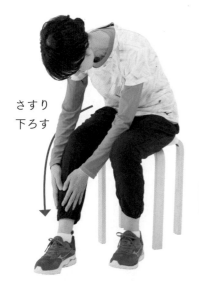

2 手を広げて、太ももからひざ、足首まで、その前面を、口から息を吐きながら両手でさすり下ろします。

これだけ！

3 足首からふくらはぎまで、その両脇、後ろ面を、鼻から息を吸いながら両手でさすり上げます。

4 反対側の足も同様に行ないます（片足３回ずつ）。

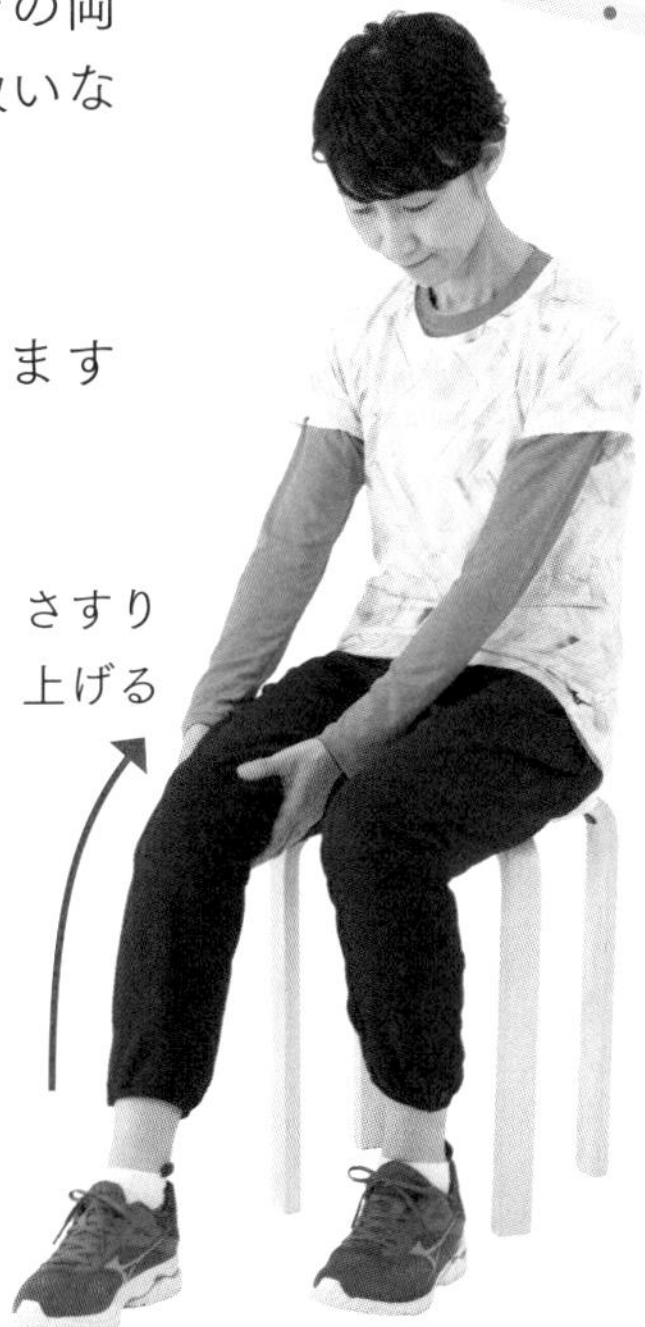

発展 ふくらはぎだけ重点的にやさしくさすります（片足３回ずつ）。

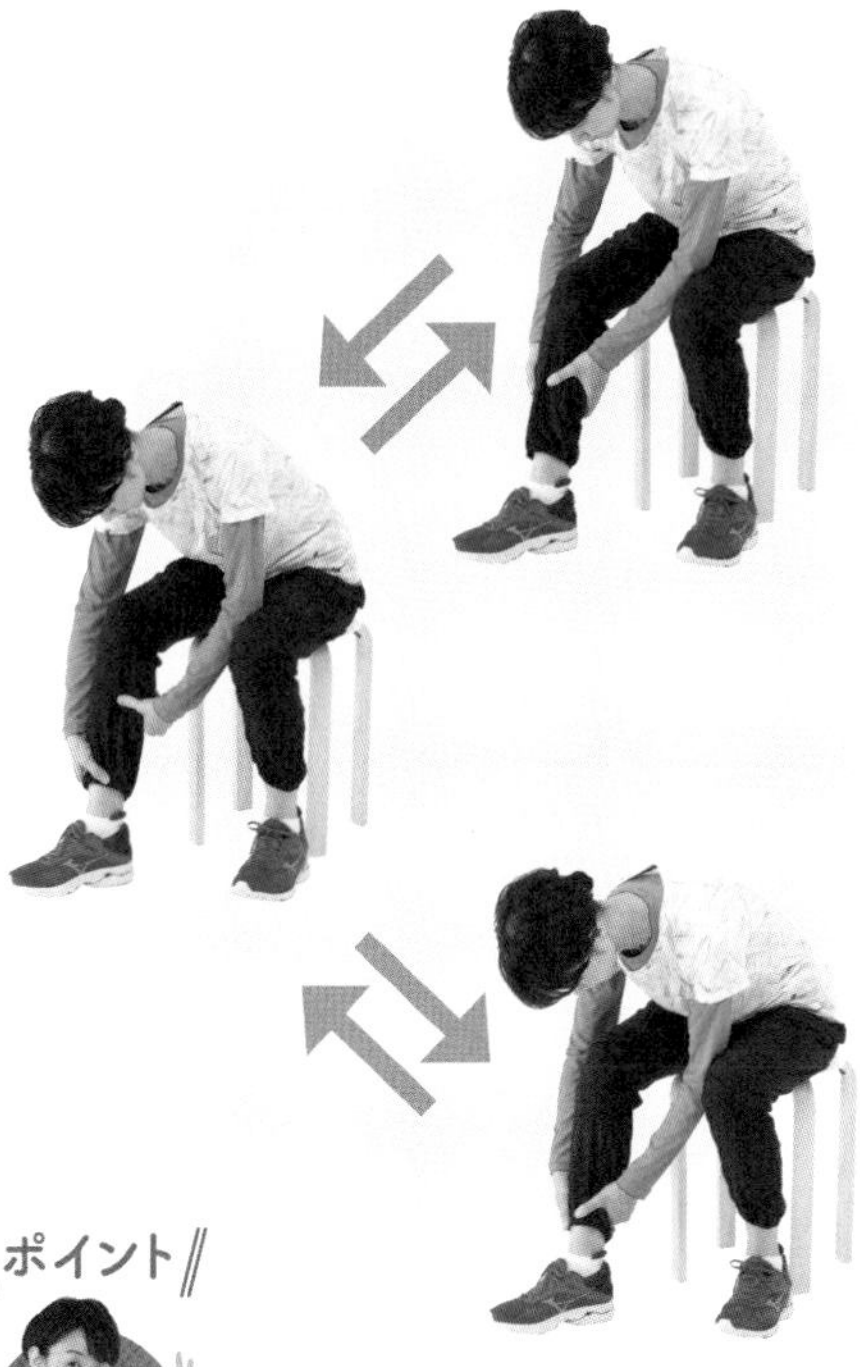

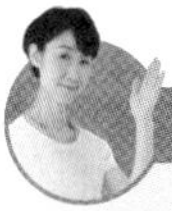

ポーズのコツ

手に力を入れてさするのではなく、腰からかがみながら、体の動きとともに気持ちよくさすります。
あごが上がって首に力が入らないようにします。

ポイント

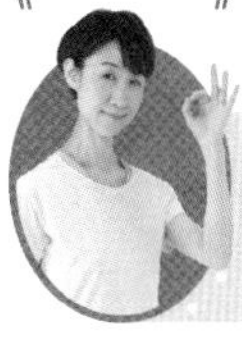

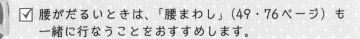

☑ 腰がだるいときは、「腰まわし」（49・76ページ）も一緒に行なうことをおすすめします。

降圧これだけポーズ❻

腰のばし

睡眠中の代謝を向上させ、起床後の尿などの老廃物の排出をスムーズにすることで、血圧のコントロールに役立ちます。

1 両ひざを立てます。

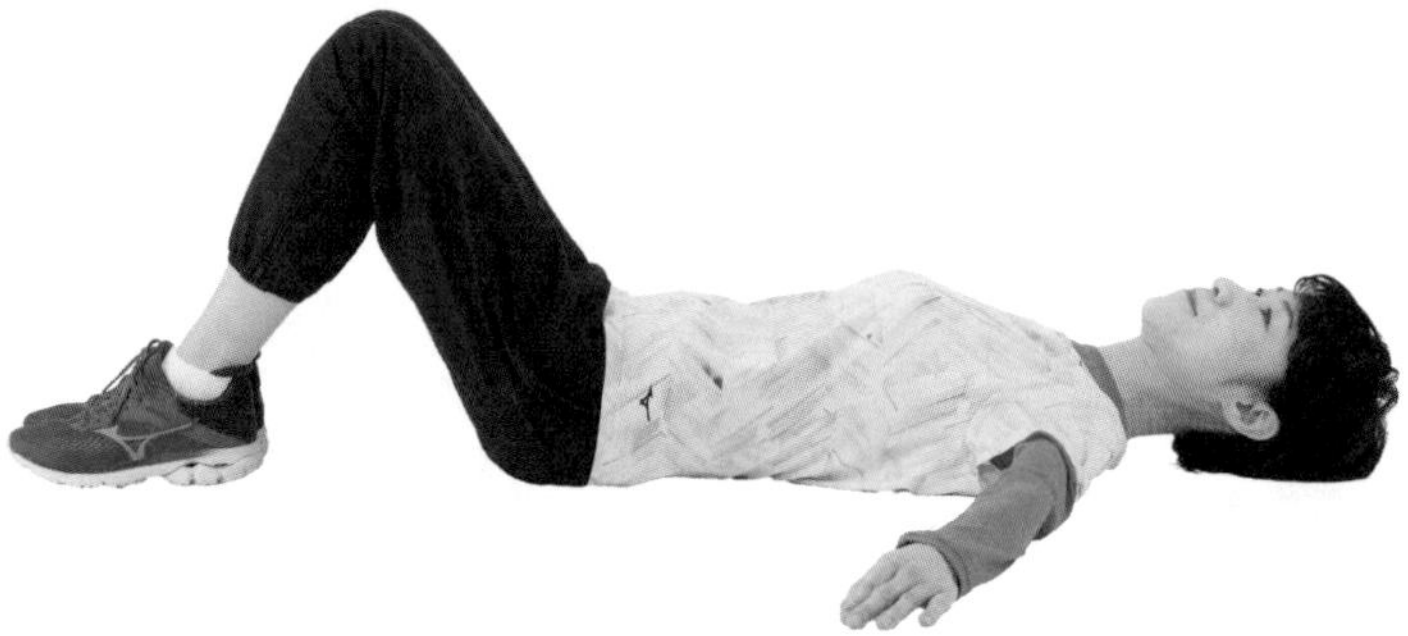

2 片方の足を伸ばし、もう一方は立てたままにします。

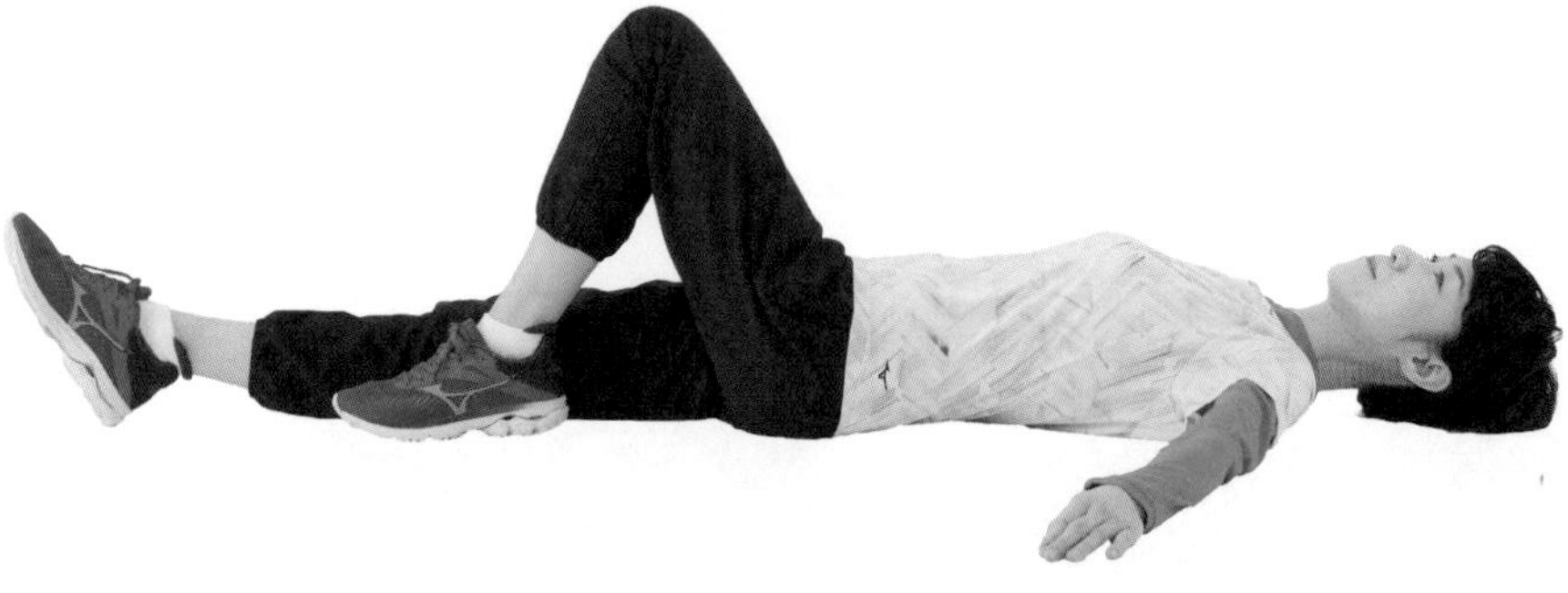

3 立てている側のひざと反対側の手をひざに置き、口から息を吐きながら倒します。

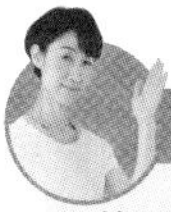

ポーズのコツ

首や上半身の側面、太ももの裏側が気持ちよく伸びていることを意識します。

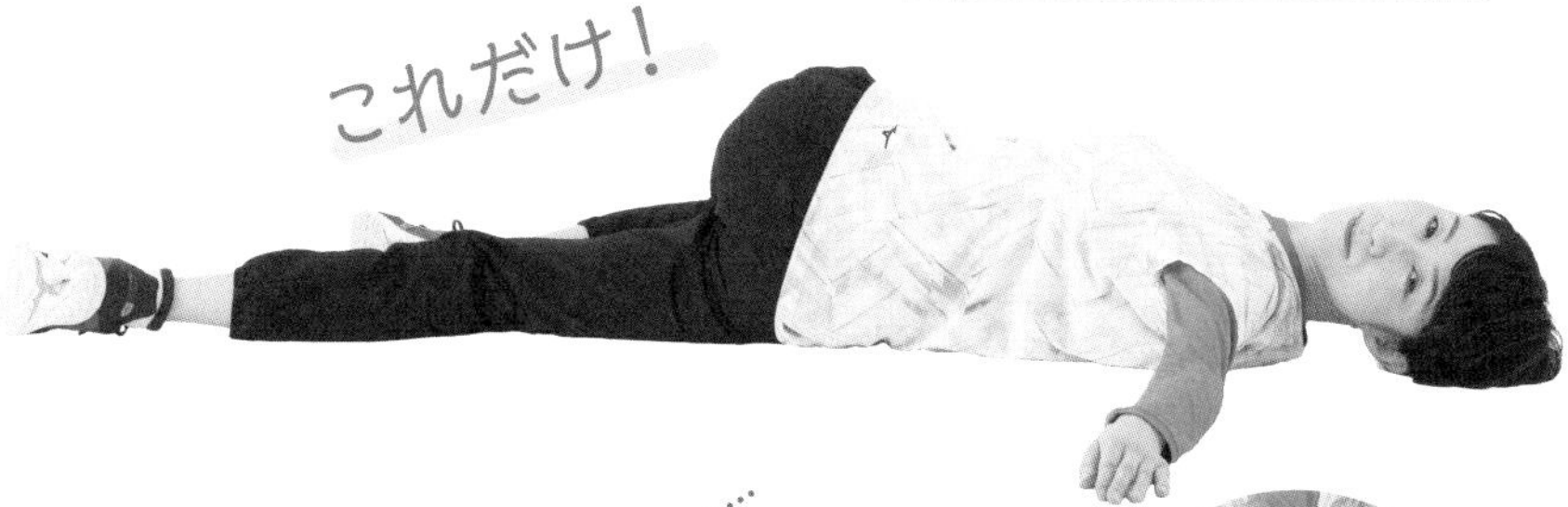

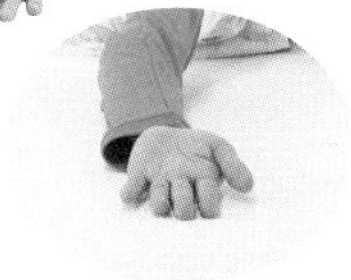

手のひらを下に向けたり上に向けたり、両方行なってみましょう。

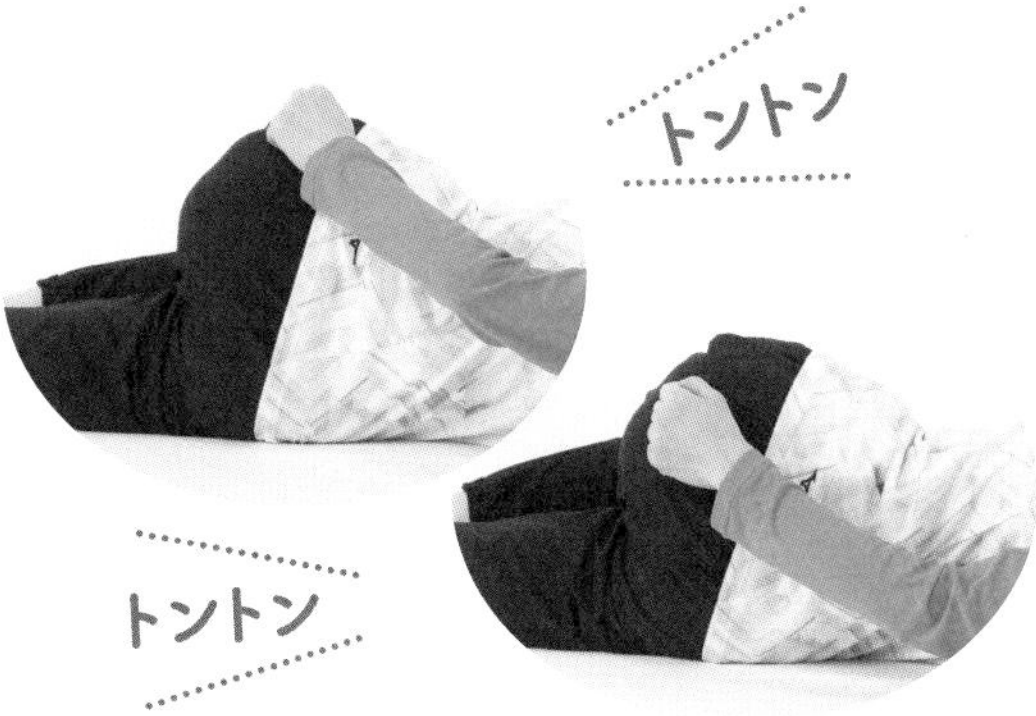

曲げている足の側のお尻の周りを軽くトントンと叩きます。

4 1の姿勢に戻って反対側も行ないます。

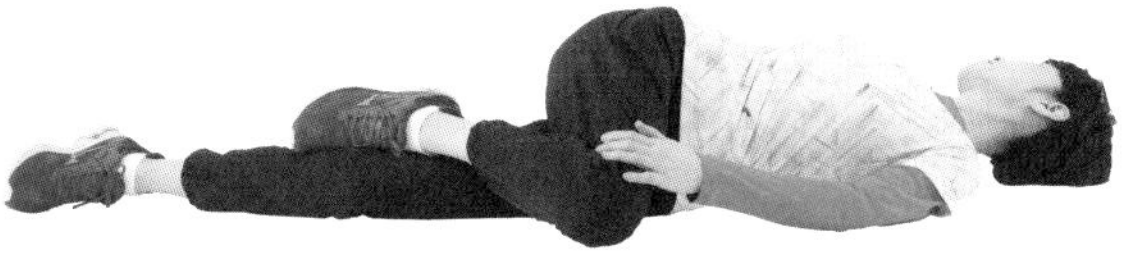

ポイント

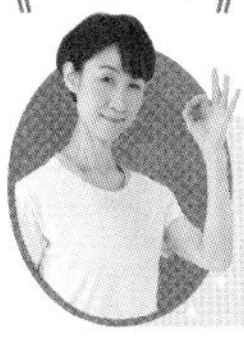

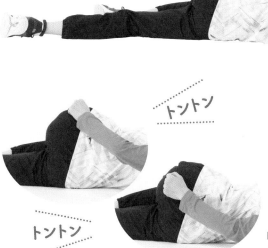

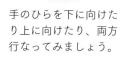

☑ 1の状態で左右に足を倒してみて、倒しやすいほうから行なってください。

不調解消これだけポーズ❶

思考力の
低下解消

おでこさすり

不安やイライラが続くと顔つきが険しくなります。額に手を当て、左右に広げるようにさすると表情がゆるんで、体の緊張もほどけます。

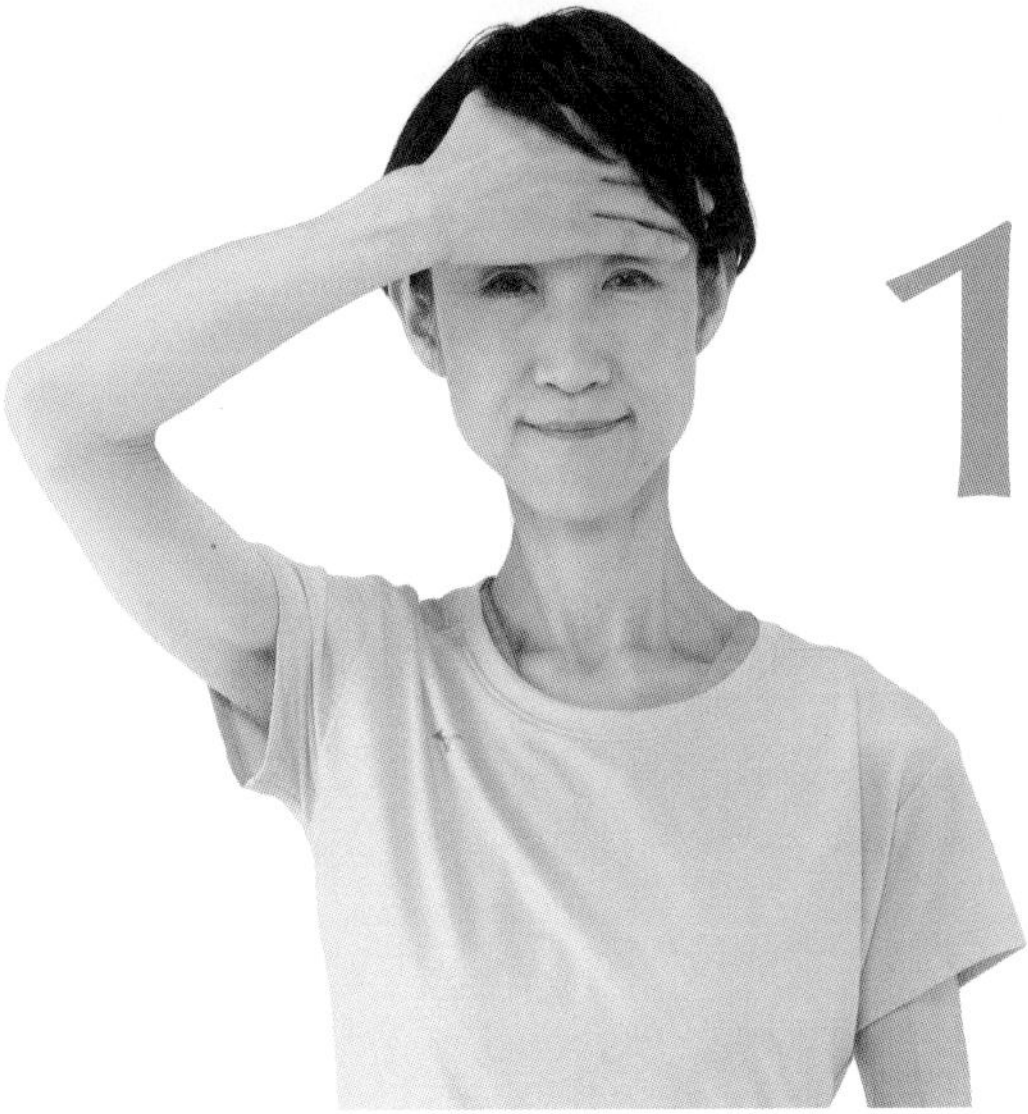

1 手のひらを広げて額に当てます。

2 左から右へと額をさすります。

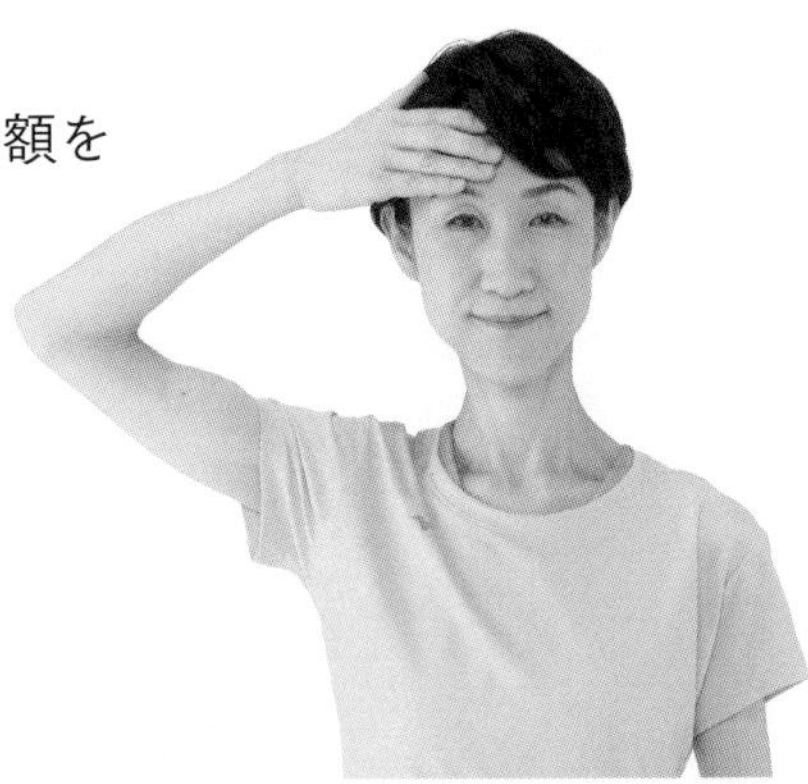

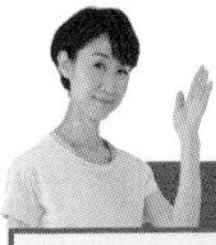

ポーズのコツ

額に手をしっかり密着させ、滑らせていきます。

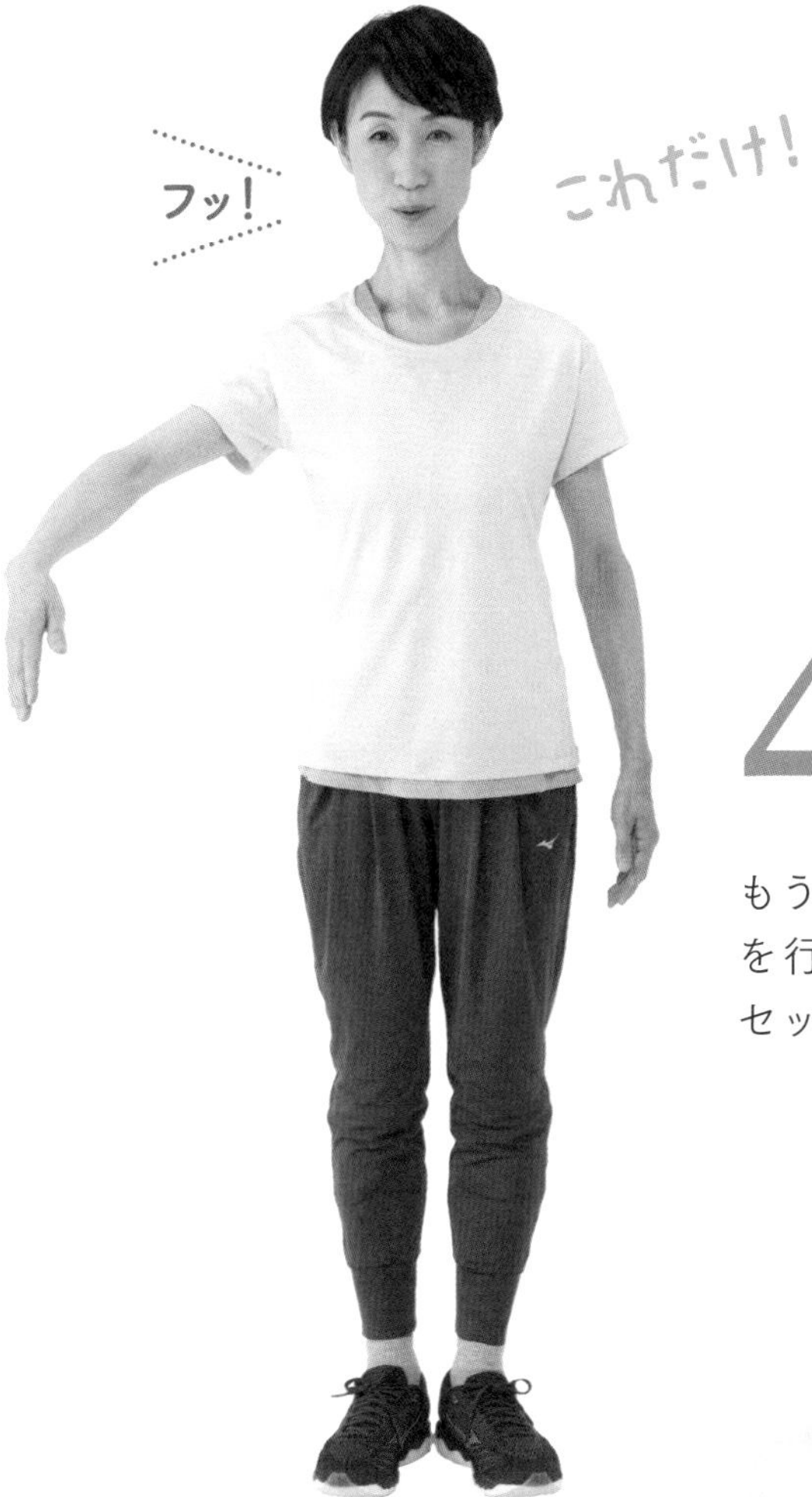

3

口から「フッ！」と息を吐きながら、振り払うように手を下ろします。

4

もう一方の手で、同じ動作を行ないます（左右で1セットとして3セット）。

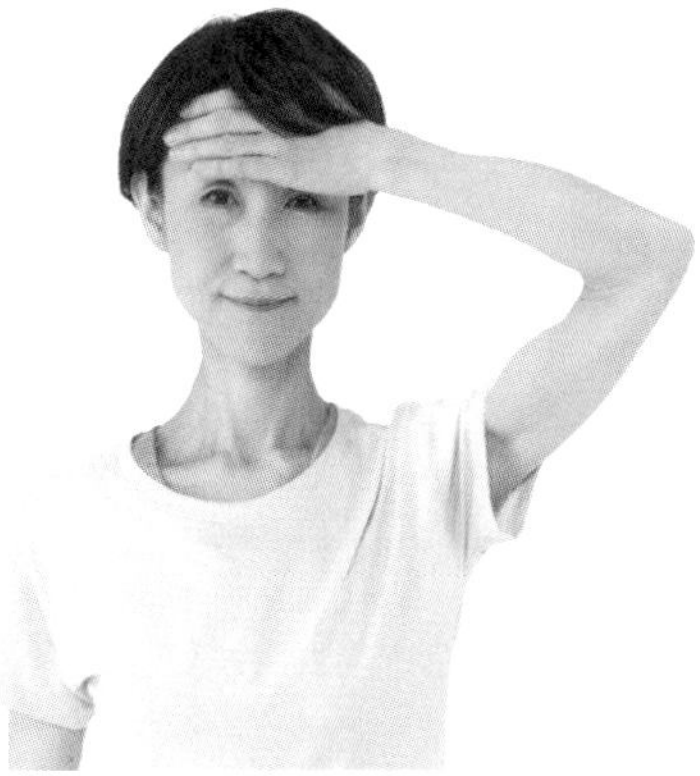

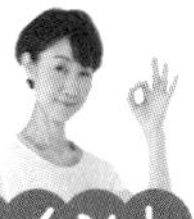

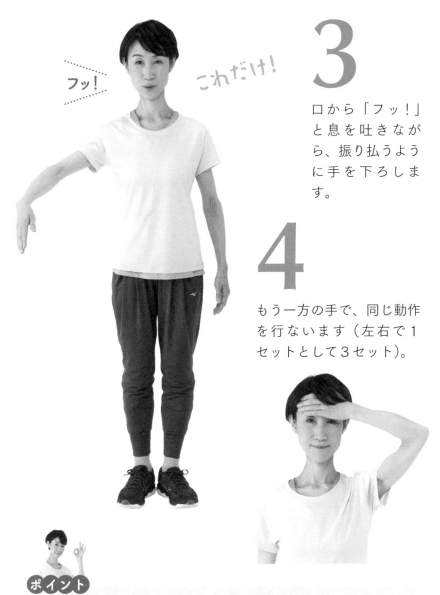

ポイント

☑ **額をさすって、最後に手を振り払うときは、疲れや悩みごとを振り落とすようなイメージで、「フッ！」と息を吐き出しましょう。**

不調解消これだけポーズ❷

目の疲れ解消

目玉ストレッチ

目とその周囲の筋肉を動かすことで目の働きがよくなり、視界もスッキリして、目の疲れによる血圧上昇にもよい改善効果が得られます。

1

目をゆっくり、上下に動かします（3往復）。

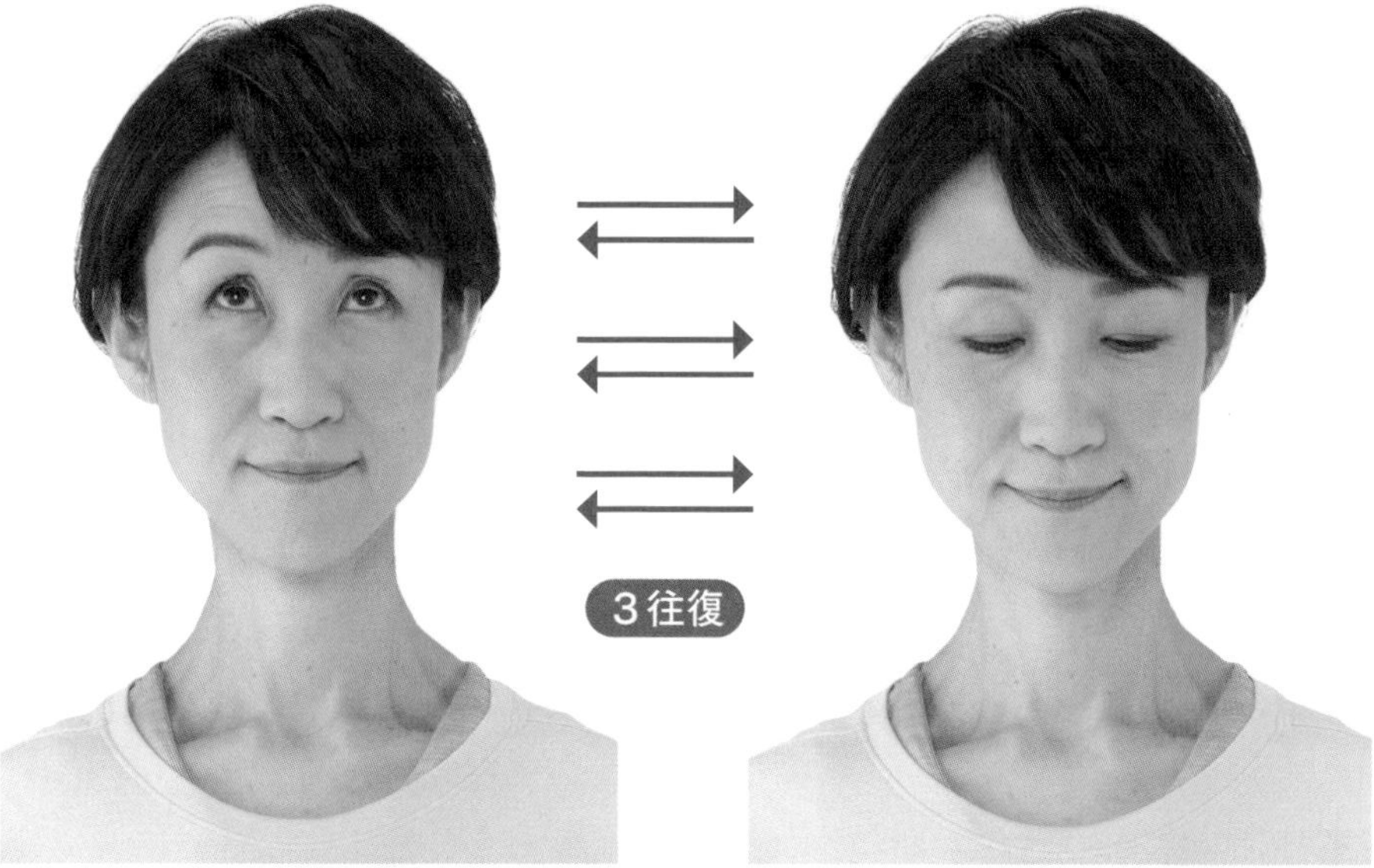

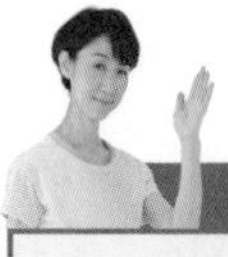

ポーズのコツ

目と一緒に顔が動かないように、目だけ動かすことをゆっくり丁寧に行ないます。

2

目をゆっくり、左右に動かします（3往復）。

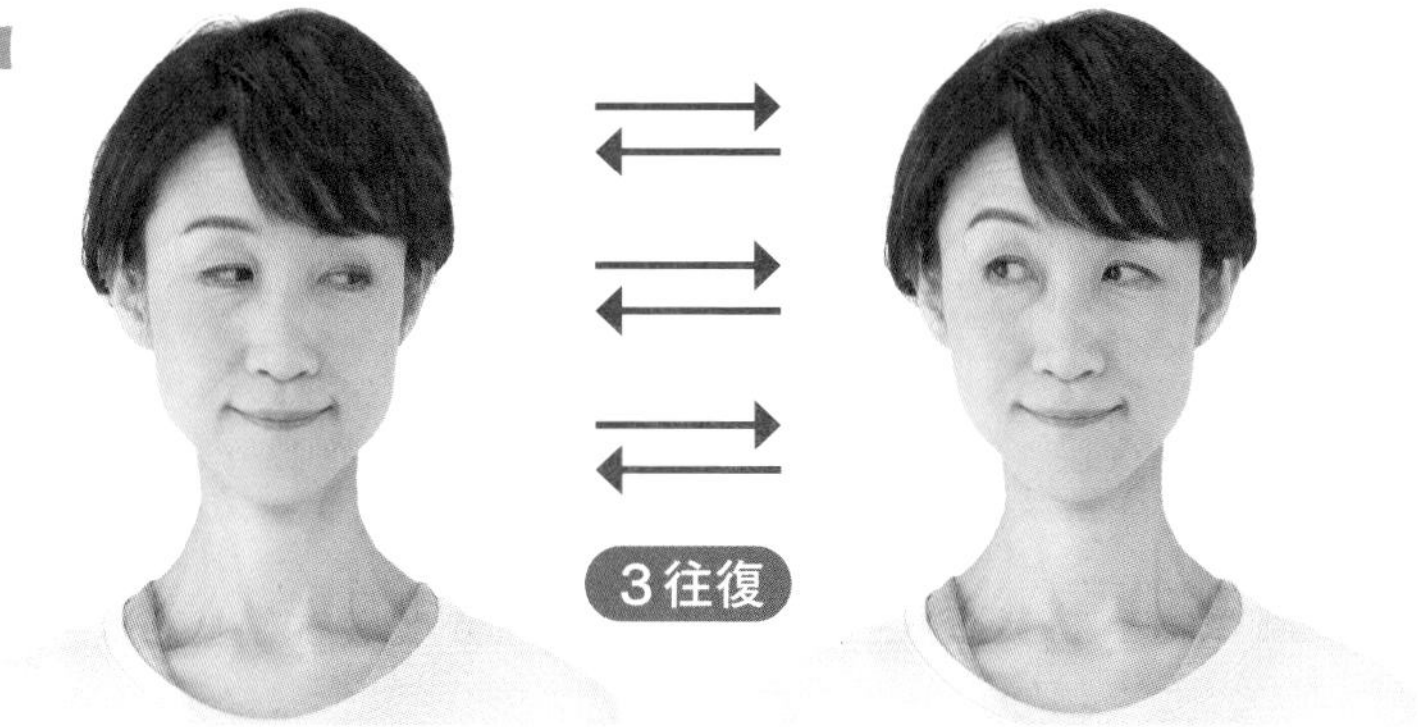

3

目をゆっくり、右下左上、左下右上と斜めに
動かします（3往復）。

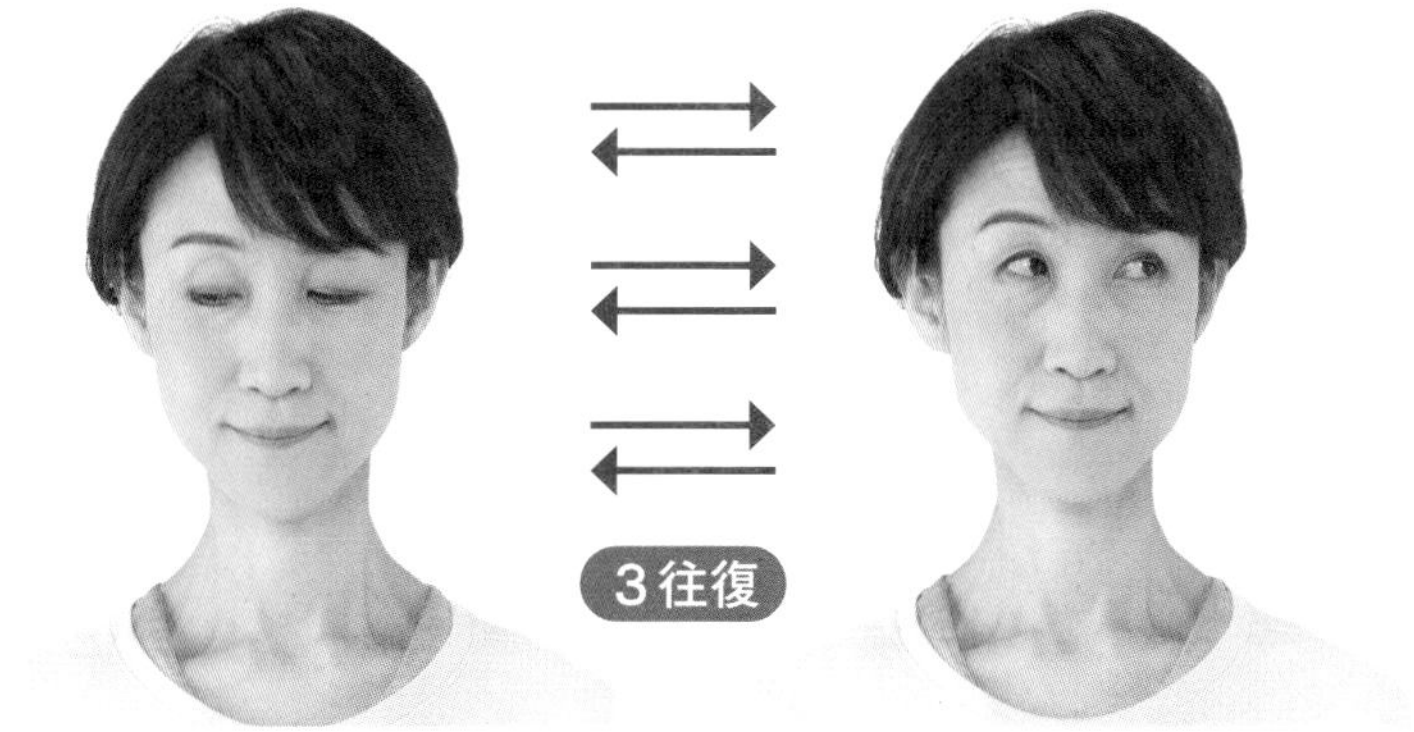

4

ゆっくりと右回し、左回しを1回ずつ行ないます。最後にゆっくりとまばたきを3回しましょう。

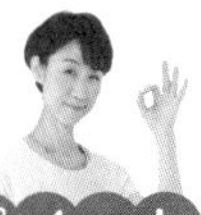

ポイント

☑ **張り切って急に早く動かすと、かえって疲れてしまうことがあるので、無理は禁物です。**

不調解消これだけポーズ❸

ふさぎ込みがちな気分解消

胸さすり

胸をさすると、首や肩、背中の筋肉までゆるみ、呼吸が楽になって血圧の安定にもよい影響を及ぼします。

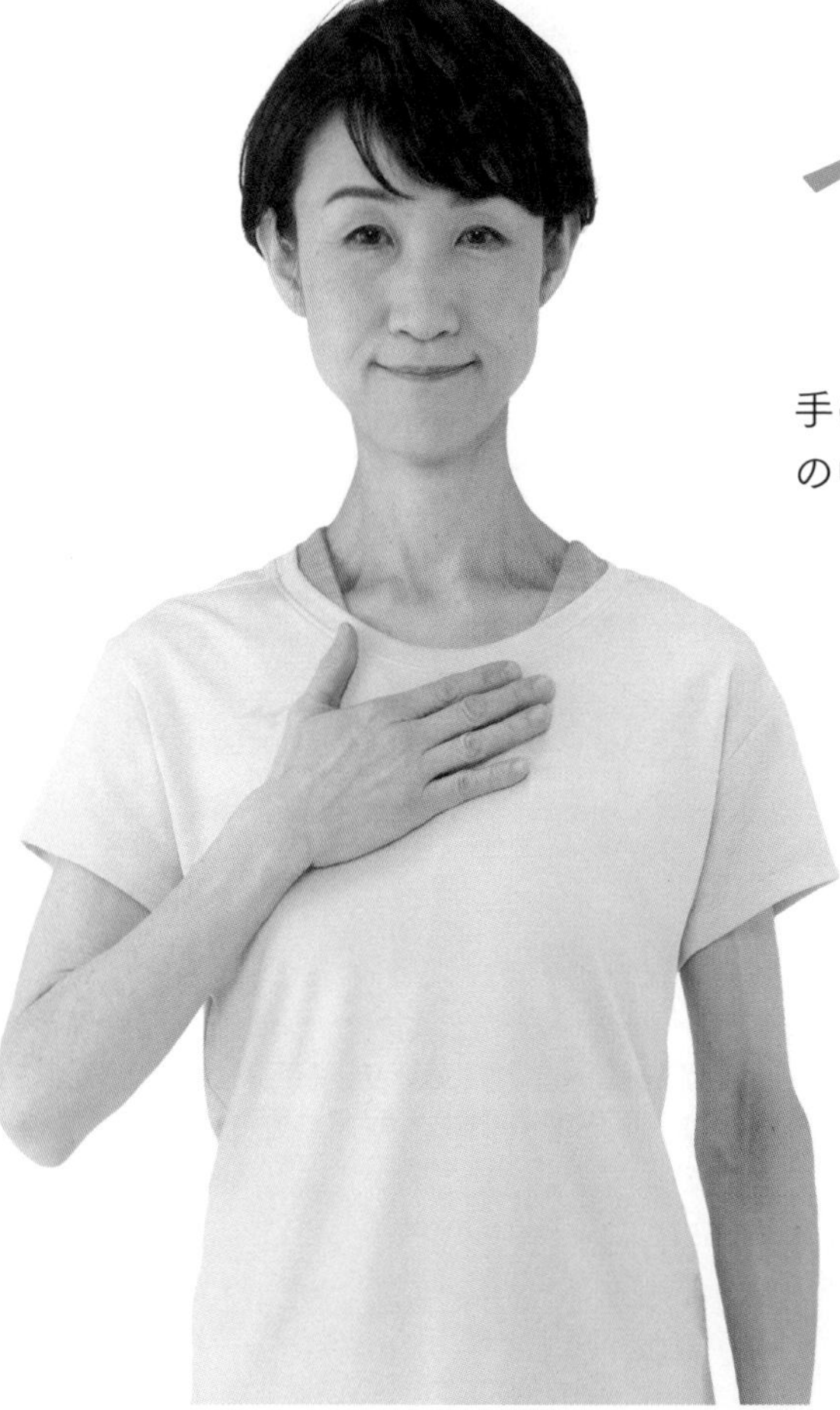

1

手のひらを鎖骨の下の中央に置きます。

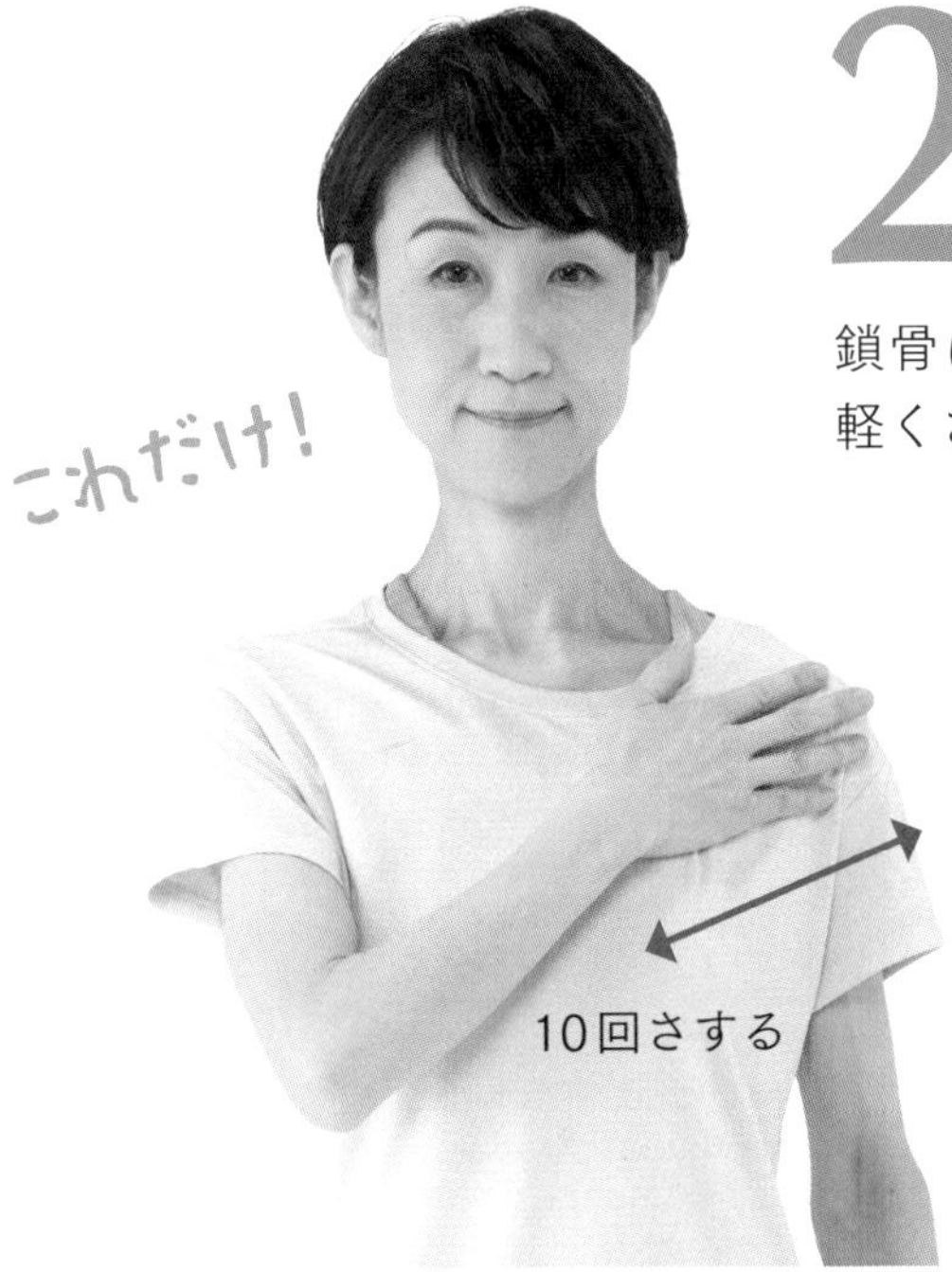

2

鎖骨に沿って腕の付け根まで、軽くさすります（10回）。

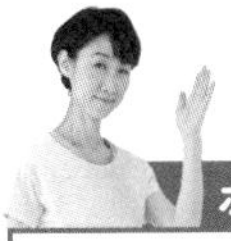

ポーズのコツ

さするときは力を入れず、手を滑らせるだけで充分です。

3

反対側の手で1と2を行ないます（10回）。

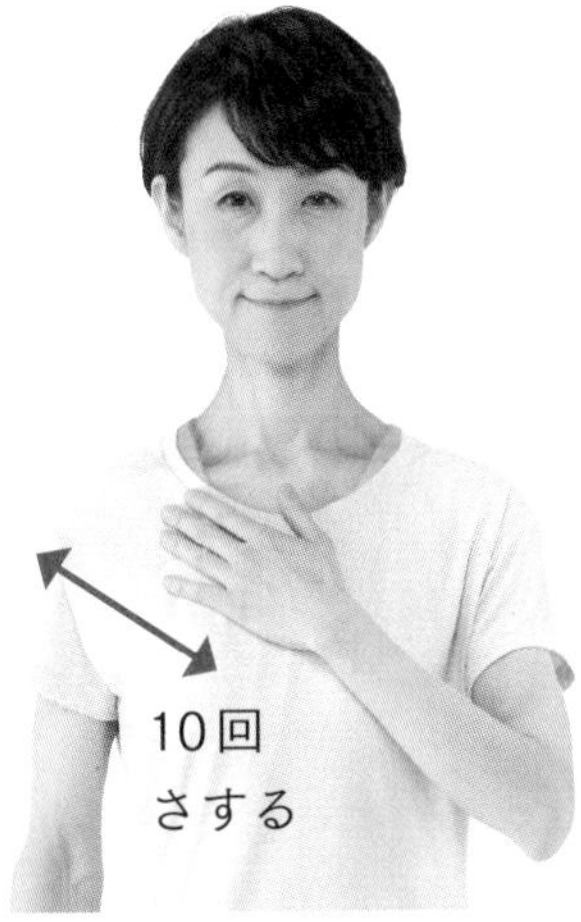

ポイント

☑ 口から息を吐きながら2の動作を行なうと、スムーズにできます。

不調解消これだけポーズ❹

肩のこり解消

ひじまわし

ゆっくりと大きくひじを回すことで血流が促進され、首周りの筋肉の硬直や肩こりの解消とともに、血圧安定にもよい影響を及ぼします。

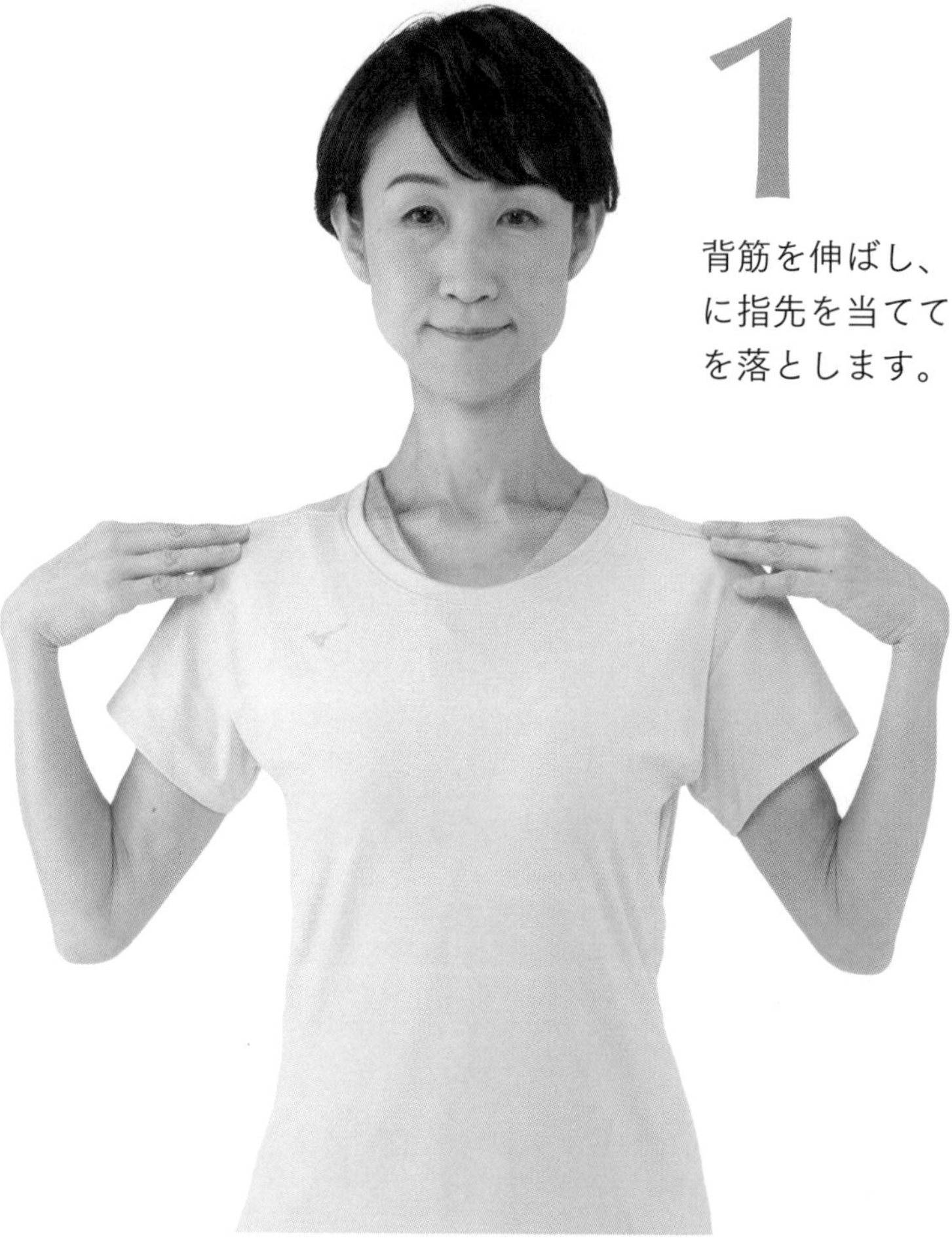

1

背筋を伸ばし、両肩に指先を当ててひじを落とします。

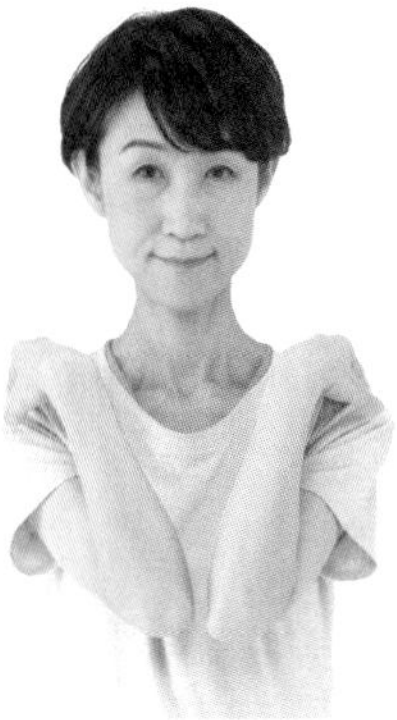

2

肩に指先をつけた状態で背中を丸くして、ひじとひじを近づけます。

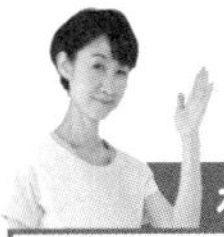

ポーズのコツ

腕を上げるときに鼻から息を吸い、下ろすときに口から息を吐きます。

3

肩に指先をつけた状態で、ひじを前から上、後ろから下へと円を描くようにゆっくり３回回します。

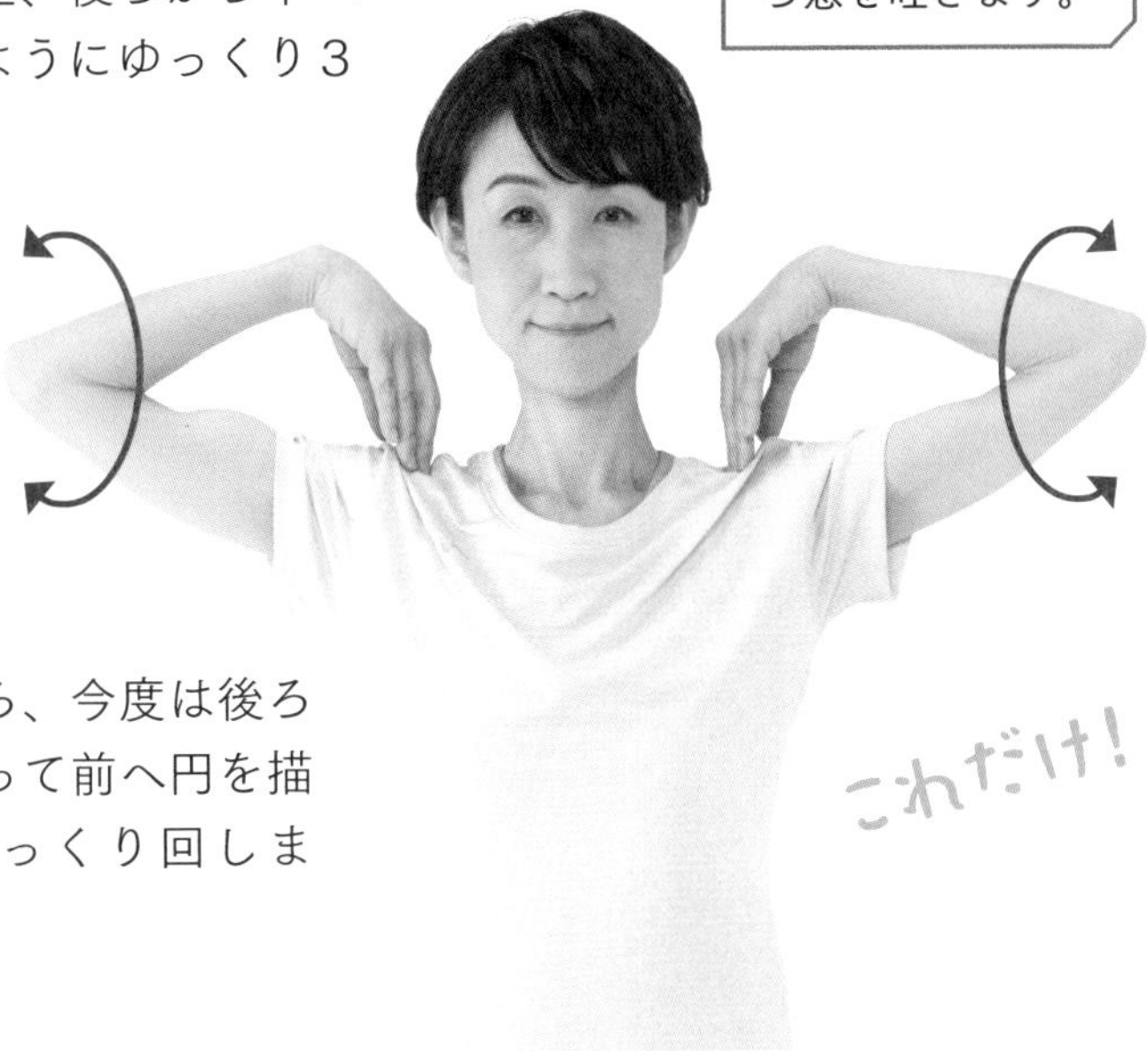

4

３回回したら、今度は後ろから上を通って前へ円を描くようにゆっくり回します。

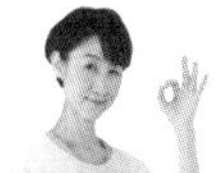

ポイント

☑ 肩甲骨をしっかり動かすことを意識しましょう。

不調解消これだけポーズ❺

ストレス解消

わきのばし

わきを気持ちよく伸ばして横隔膜の働きを回復させると呼吸が楽になり、全身の血流がよくなって血圧にもよい影響を及ぼします。

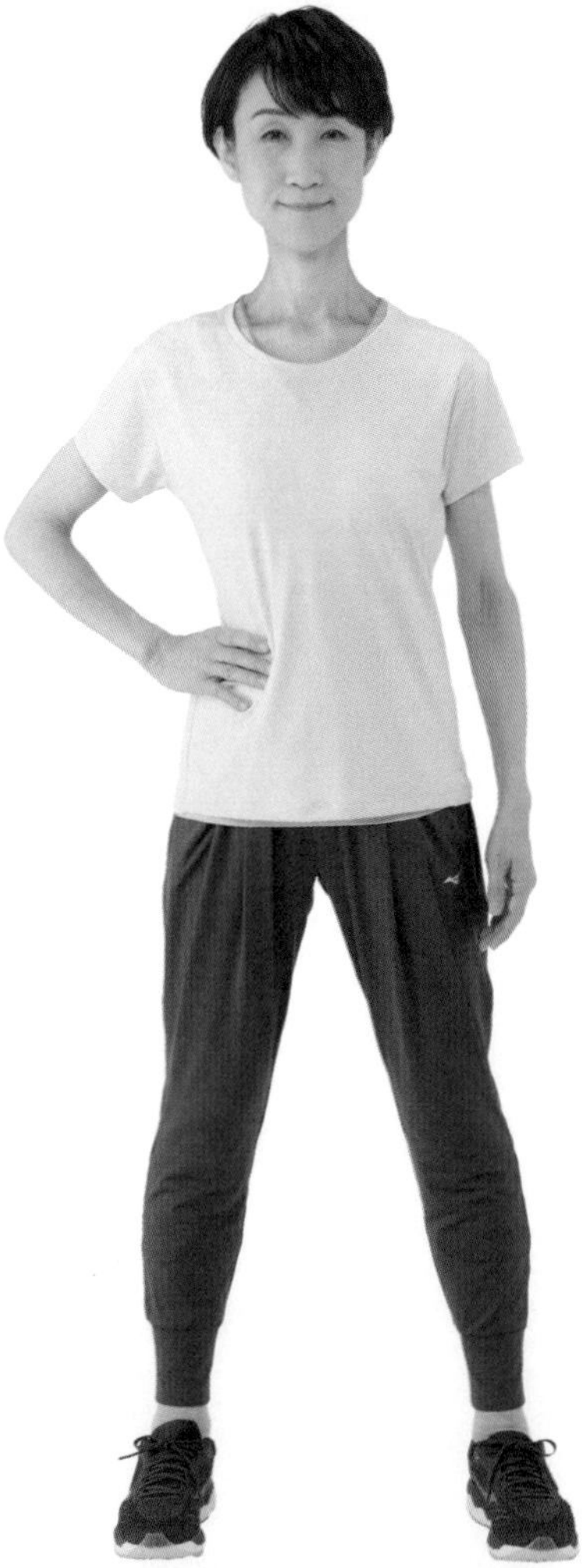

1

肩幅と同じくらいに足を開いて、片方の手を腰に当てます。

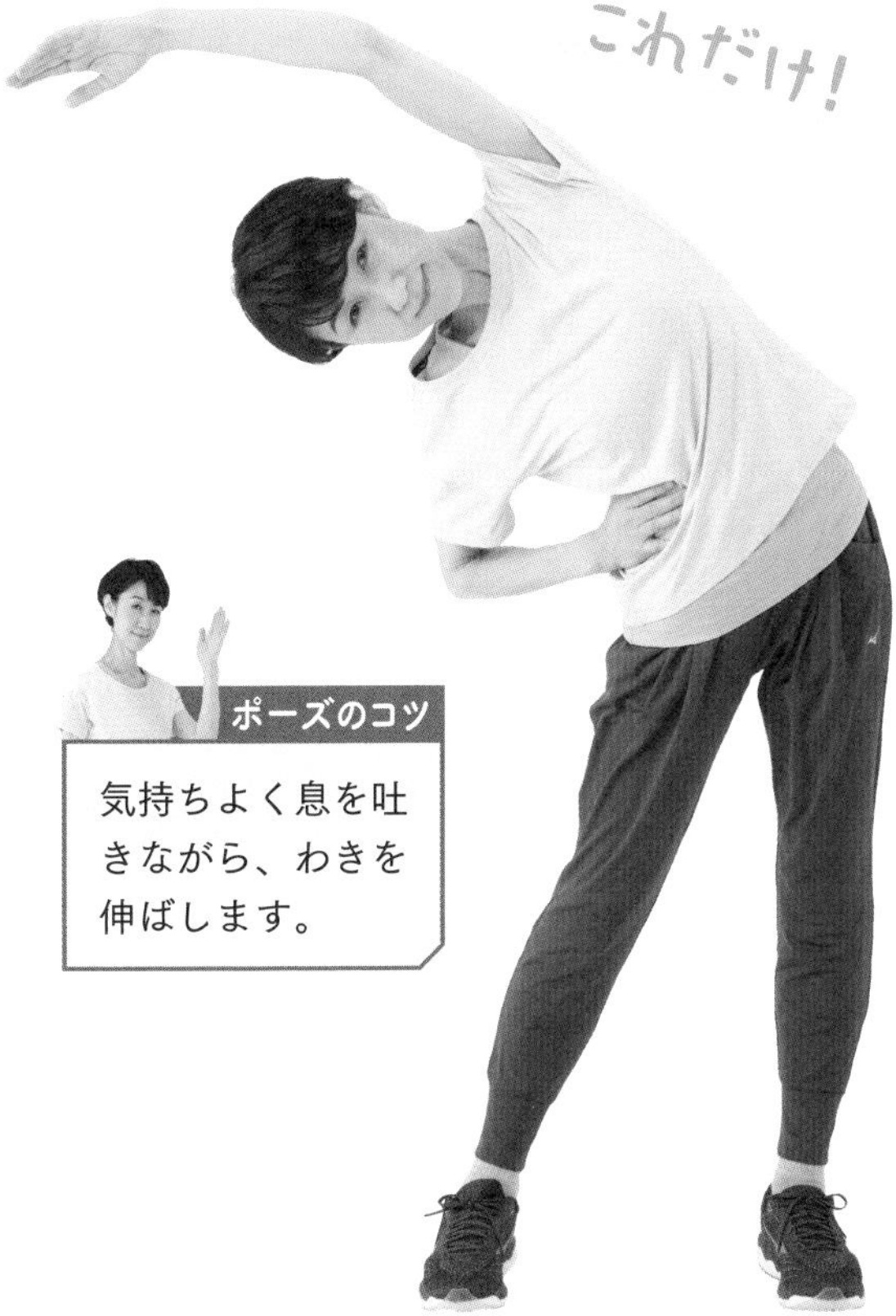

これだけ！

2

反対側の手を上げて、口から息を吐きながら、足と腰と腕を連動させるように上半身を横に倒していきます。

ポーズのコツ

気持ちよく息を吐きながら、わきを伸ばします。

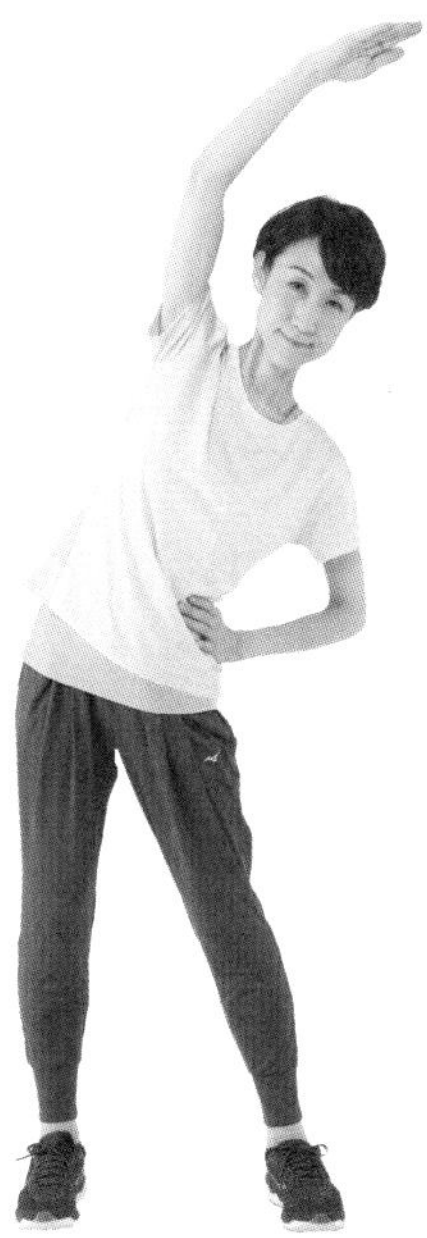

3

反対側も同じように行ないます（左右3回ずつ）。

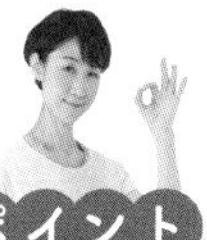

ポイント

☑ **右左をくらべてみて、やりやすいほうから行なってください。**

不調解消これだけポーズ❻

イライラ解消

エア素振り

素振《すぶ》りをすると頭もスッキリ。振り下ろしたときにジワーッと手を絞ってすぐにゆるめると、末梢の血液循環もよくなります。

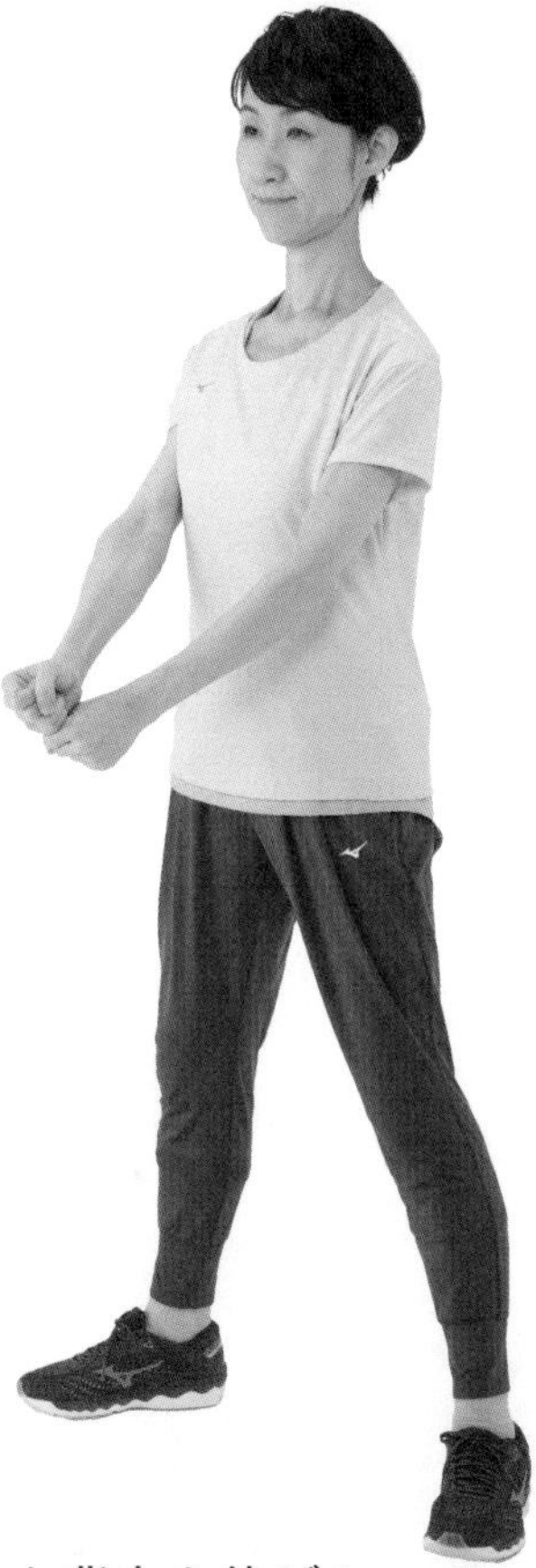

1

うなじと背中を伸ばし、
姿勢を正して立ちます。

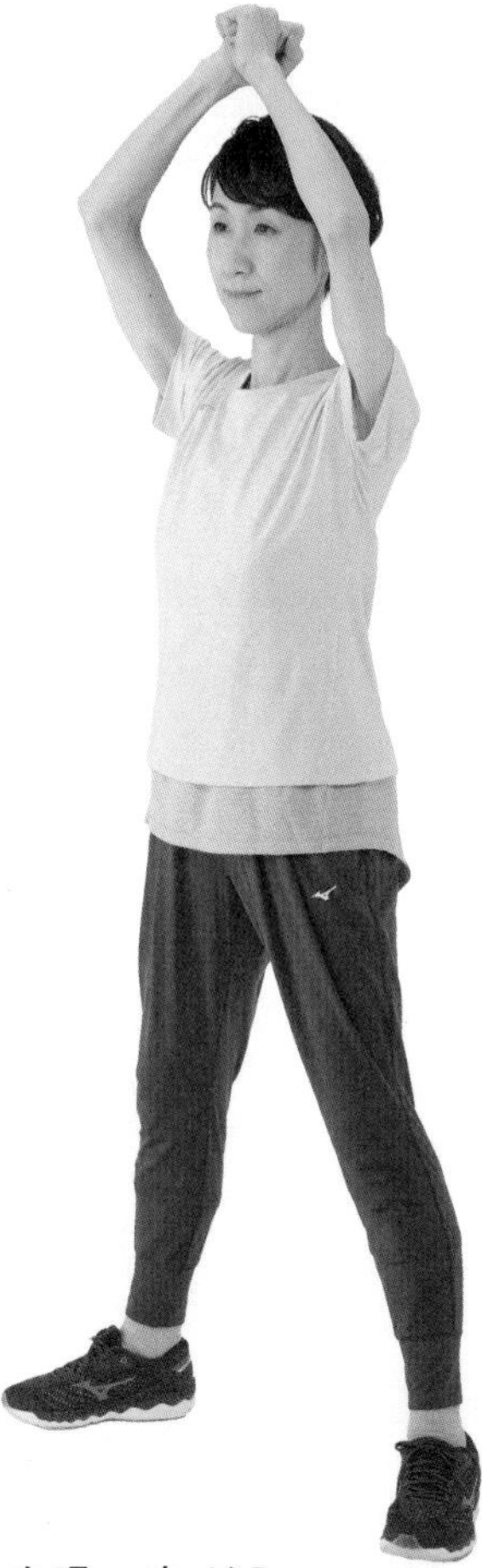

2

鼻から息を吸いながら
振りかぶります。

3

振り下ろすときにジワーッと手を絞り、このときに口から息を「フッ！」と吐き、すぐにゆるめます。

これだけ！

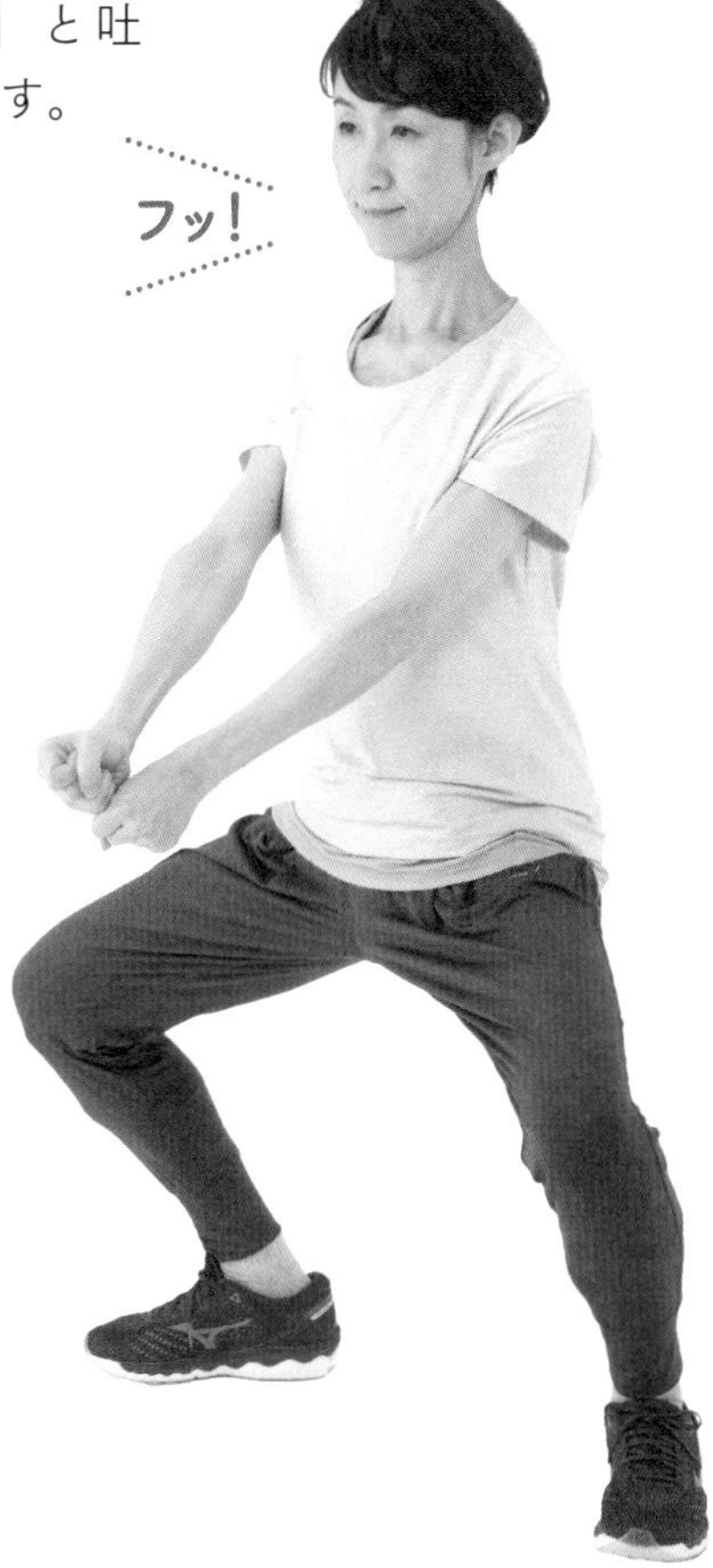

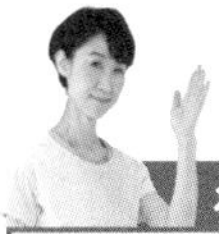

ポーズのコツ

振り下ろすときに、体勢が前のめりにならないように。

前のめりになっている

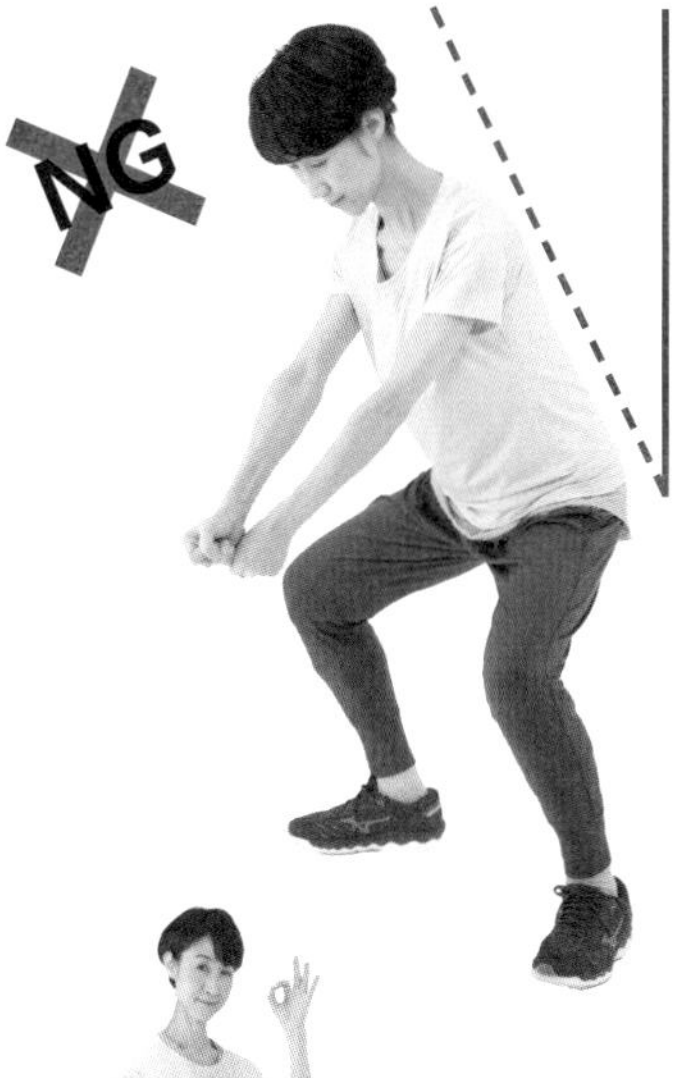

ポイント

☑ **腕の力で振り下ろすのではなく、振りかぶった腕自体の重さを利用し、振り下ろしたときおなかに力を入れます。**

不調解消これだけポーズ⑦

腰の
だるさ
解消

腰まわし

腰や背中の筋肉がほぐれて、足腰も軽く感じられます。全身の血流もよくなり、血圧改善にも効果的です。

1

ウエストに手を置き、志室《ししつ》のツボに親指を当てます。

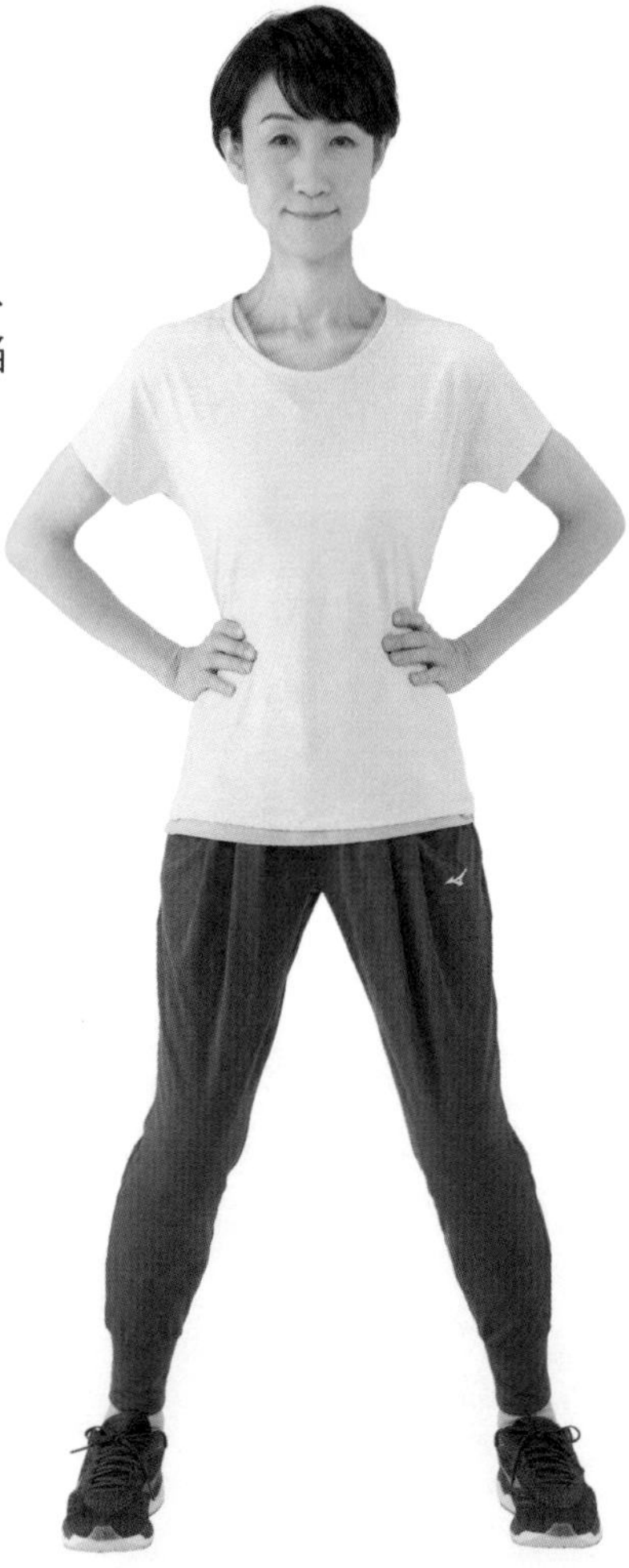

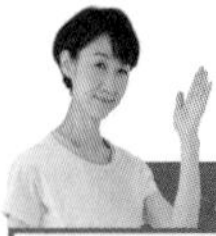

ポーズのコツ

志室のツボは、背骨から左右に指４本分外側のところ。

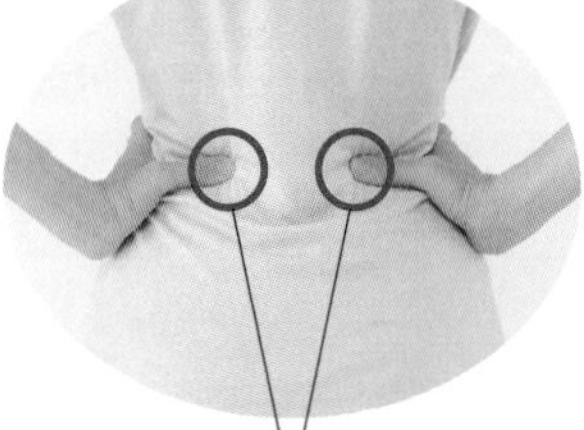

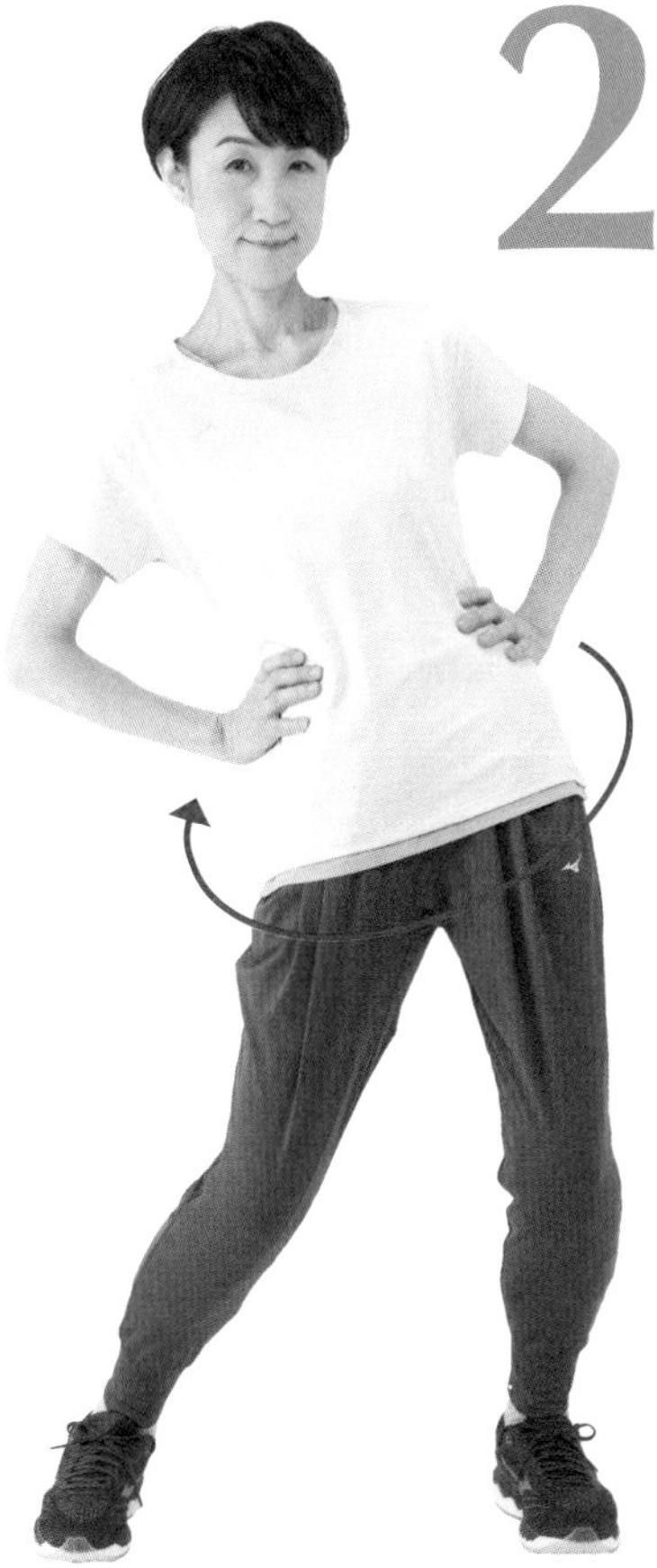

2

親指で志室をジワーッと押し、口から息を吐きながら気持ちよく腰を斜め前のほうに動かします。

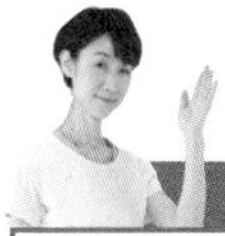

ポーズのコツ

頭部は大きく動かさず、軸をしっかり据えて、腰だけ気持ちよく動かします。

3

ゆっくり腰を回しながら前を通って、今度は腰を後ろのほうに回します。後ろに回すときは鼻から息を吸います。

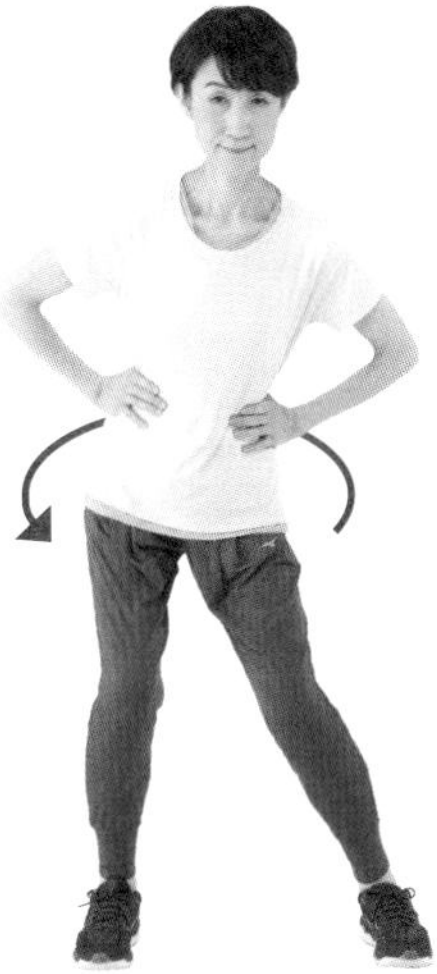

4

反対回しも行ないます（ゆっくり３往復）。

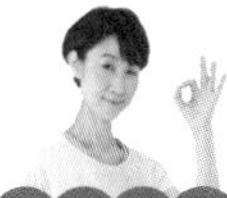

ポイント

☑ **ウエストから回すと反りすぎて痛めることがあるので、志室の下の臀《でん》部《ぶ》をゆっくり回すイメージで行ないます。**

不調解消これだけポーズ❽

腰の
だるさ
解消

腰トントン

腰周辺から臀部の筋肉がほぐれるとともに、血液の流れがよくなって細胞が活性化し、体の疲れも楽になります。

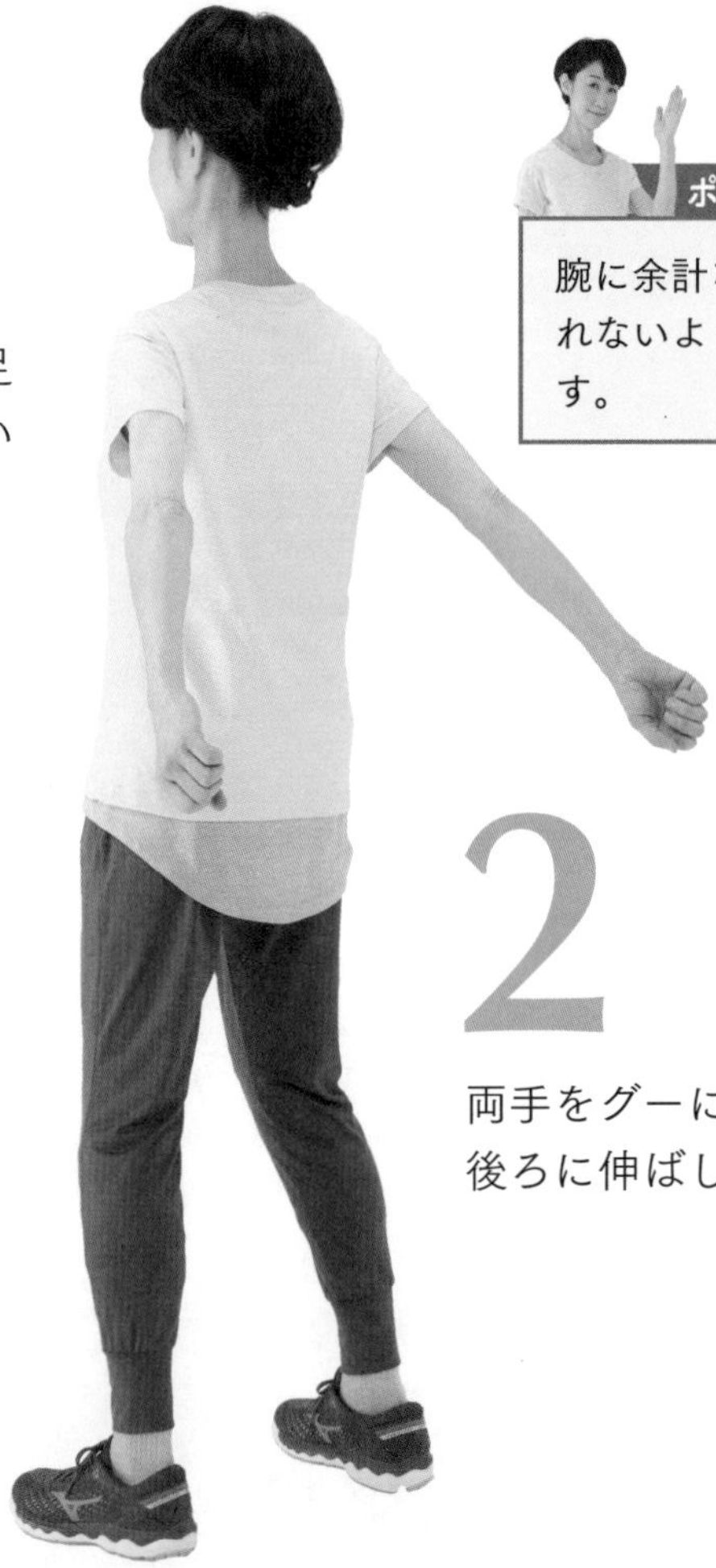

1

背中を伸ばし、両足を肩幅くらいに開いて立ちます。

ポーズのコツ

腕に余計な力を入れないようにします。

2

両手をグーにして後ろに伸ばします。

3

腰から臀部《でんぶ》をトントンと
叩きます。

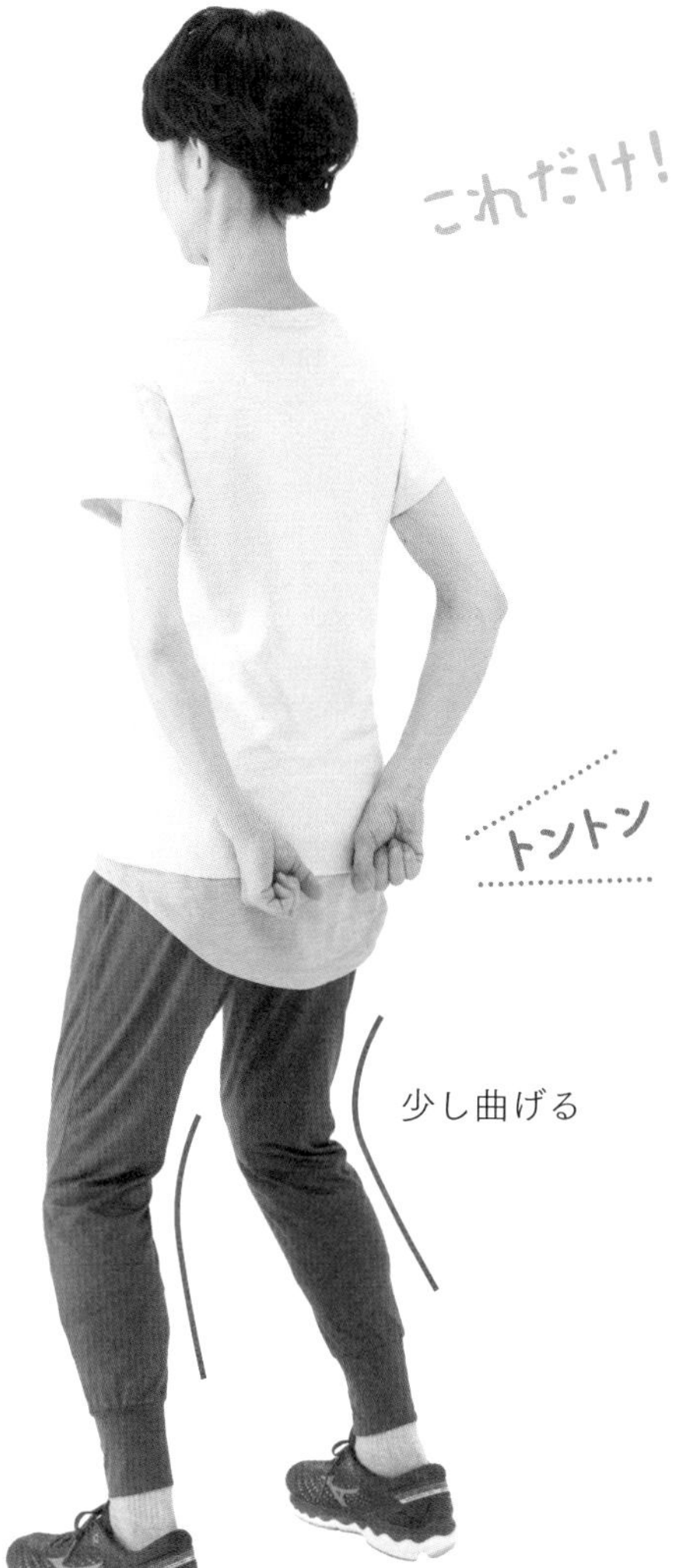

ポーズのコツ

10回を1セットとして、3～4時間ごとに1セット行なうと効果的です。

ポイント

☑ 余計な力を入れず、後ろに伸ばした腕の力を抜いた勢いで、トントンと刺激しましょう。

これだけポーズもうひとつ

心のモヤモヤ解消

大きくフーッ！

「出入口」とあるように、先に息を吐き出すと、次に元気なエネルギーが入ってきて、血液の循環がよくなります。

これだけ！

フッ フッ フーッ！

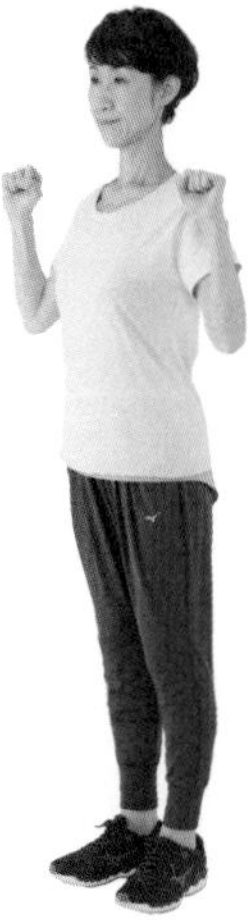

1

写真のようにポーズをとり、口から一度、軽く息を吐いてから、鼻から息を吸い込みます。

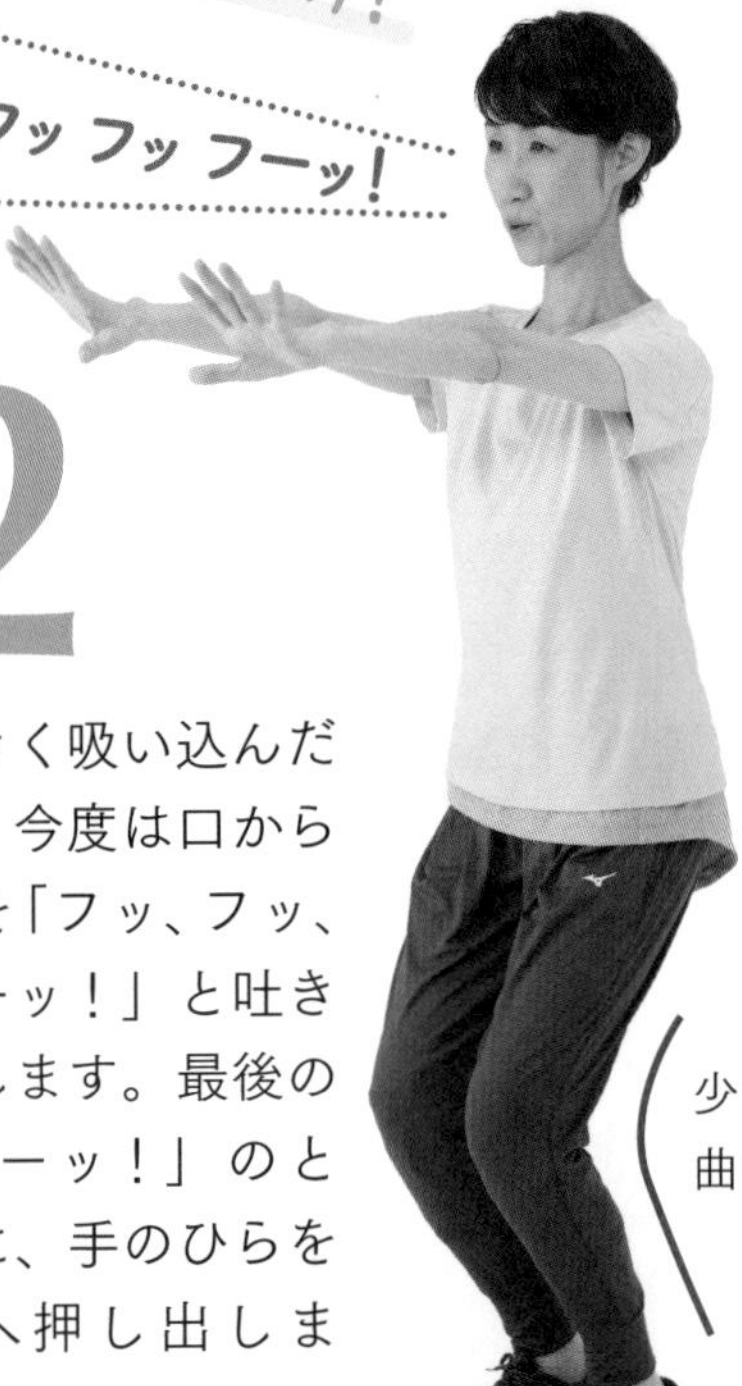

2

大きく吸い込んだら、今度は口から息を「フッ、フッ、フーッ！」と吐き出します。最後の「フーッ！」のときに、手のひらを前へ押し出します。

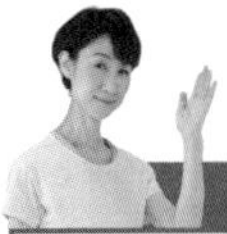

ポーズのコツ

息を吐き出したあとは、全身に行き渡るように鼻から気持ちよく息を吸い込みます。

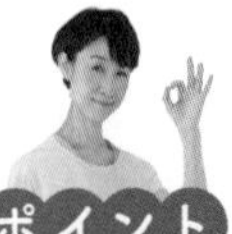

ポイント

☑ 吐き出すときは、胸に溜まったモヤモヤを出すつもりで行ないましょう。

PART 3

「血圧を下げる生き方」を実践しましょう

生活習慣を見直すと血圧を下げるヒントが見えてくる

まずは「強い意志」を持つことです

「高血圧」と診断されたら、まず生活習慣を見直すことが、とても大切です。

見直す際はクヨクヨと後悔するのではなく、また、億劫《おっくう》がらずに、「よし、それなら〝自分の意志〟で生活習慣の改善に取り組んでいこう！」と前向きに考えます。

「自分の意志」であることをしっかり認識して血圧の改善に取り組むと、そのプロセスでさまざまな気づきがあり、意識も変わってきます。

「意志を持つ」というとストレスのように感じるかもしれませんが、「自分で自由に行動が変えられる」と考えるとよいでしょう。意志は自由があるからこそのものです。

過食や間食を改善しようとするとき、「食事は貴重な命を戴《いただ》くことである。感謝しよう」と、自分の意志で認識を改めれば、食行動は自ずと変わることでしょう。

「人間の特権」を生かす

「高い血圧は今すぐ下げなければいけない」「血圧が上がっているからもうダメ」など、いろいろと考えてしまうと思いますが、思考を巡らしたり反省したりといったことができるのは、人間に与えられた特権だと考えると、気持ちが楽になります。

動物はおそらく本能だけで生きていますから、自分の行動を振り返って反省したり工夫したりすることは難しいと思います。

対して人間は、本能を司る脳の部分（脳幹）の外側に「人間脳（大脳皮質）」があります。人間脳を持った私たちは、失敗したときに反省したり思い悩んだりして、次に生かせるよう工夫することができます。

血圧についても同じことです。血圧が高いという現状を、「自分に与えられた課題」と捉え、それを否定するのではなく生かしていく方法を模索するうちに、血圧を改善するヒントが必ず見えてくると、私はいつもお伝えしています。

血圧が上がったことを〝宝物〟に変える「心の持ち方」

失敗は「通過点」であり「強み」になります

生活習慣に改善すべき点が多く、それが原因で高血圧になってしまったとしましょう。そしてあなたはその現状を、「人生のひとつの失敗」と思っているかもしれません。しかしそれを、「ステップアップするための通過点」と考えることができると、一歩前進することができます。捉え方によって、逆に「強み」になります。

たとえばお子さんに対しても、「何をやっても周りの子より遅い」とネガティブに捉えると、不満しか生まれません。一方、「うちの子はなんでも丁寧にやる」とポジティブに捉えれば、あなたにとっても、お子さんにとってもハッピーです。お子さんはほめられたことがうれしくて、将来、丁寧な仕事で成功するかもしれません。

「人とくらべること」は悩みを深くするだけです

自分の置かれている環境についても、「私は家事も介護もしなければいけないから、きっと血圧も上がってしまうのだ」と考えるとつらくなります。しかし、家事や介護をすることで足腰が鍛えられ、また、家族や親御さんと一緒の時間を過ごすこともできていると考えれば、気持ちがグッと楽になることでしょう。感謝の気持ちが湧き、工夫して取り組む習慣も身についてきます。

人とくらべると、悩みが深くなります。人とくらべて自分が優位に立ったと思っても一時的な優越感にひたれるだけで、次にまた、別の人とくらべる……というように、ずっと尽きない悩みとなります。それよりも、心の持ち方を少しだけ変えて、自分にできることを磨いていきましょう。

血圧が上がったことを「戴いた大事な課題」と受け止め、生活習慣の改善に取り組む。そうすると、さまざまな気づきがあり、人生に充実感が生まれます。最終的に「血圧が上がったおかげで生活習慣を見直す機会ができてよかった」と思えるようになれば、失敗や後悔も含めたそれまでの人生を、〝宝物〟に変えることができます。

「腹式呼吸」のススメ

腹式呼吸は副交感神経の活性化に役立ちます

血圧の高い方は、どちらかというと、肩に力が入って上半身で呼吸をしている人が多いため、呼吸が浅くなりがちです。そうした人には、「腹式呼吸」がおすすめです。腹式呼吸は副交感神経を活性化するとともに、ストレスの解消にも役立つので、高血圧対策にもとても適しています。基礎代謝が向上して、ダイエットの効果も期待できることから、肥満を伴う高血圧の方はぜひ身につけてください。

移動中でも作業の合間でも、腹式呼吸はいつでもどこでも可能です。寝つきのよくない方、眠りの浅い方は、就寝の際に寝床に仰向けになって行なうとよいでしょう。

次ページの手順で、1～3分間ほど繰り返すだけで心身がリラックスし、血流が整って、血圧も安定してきます。

やってみましょう 腹式呼吸

イスに座って行なう場合

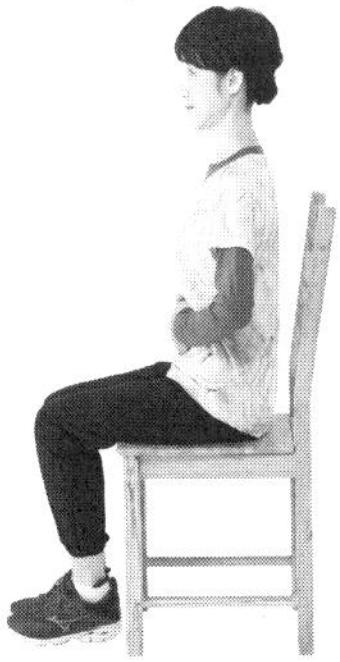

1

背もたれにはもたれずに深く腰かけ、おなかに手を当てながら一度息を吐き切ったあと、鼻から息をゆっくり吸い、おなかが膨らむのを意識します。

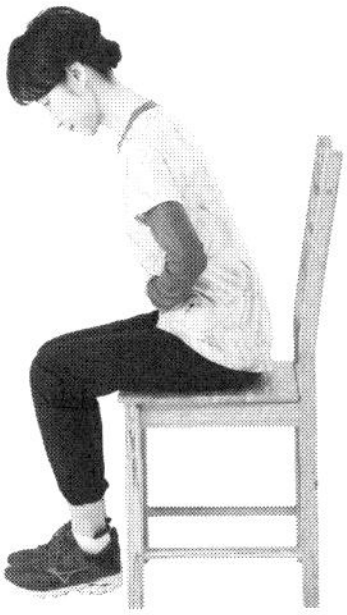

2

上半身を前に傾けながら、おなかを縮めるように口からゆっくり吐き出します。

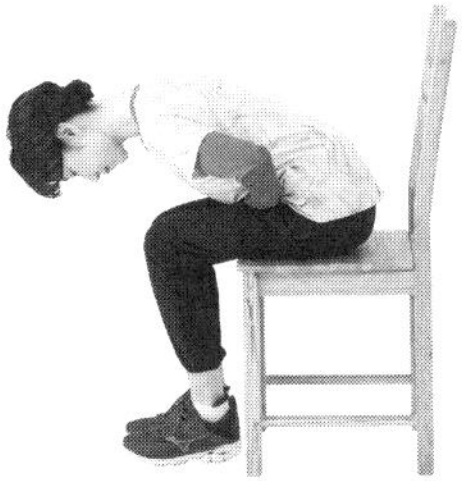

3

上半身をさらに傾けて空気を吐き切ります。吐き切ったら1の姿勢にゆっくり戻ります。

寝て行なう場合

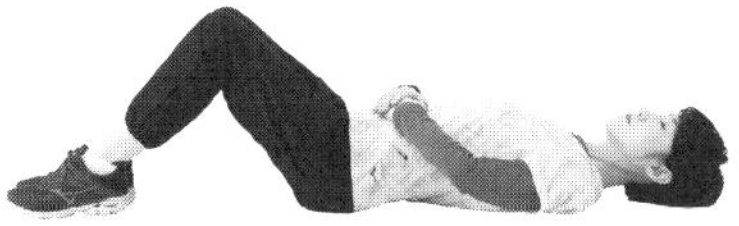

1

仰向けになり、両手をおなかに乗せて全身の力を抜きます。一度息を吐き切ったあと、鼻から息をゆっくりと吸い、おなかが膨らむのを意識します。

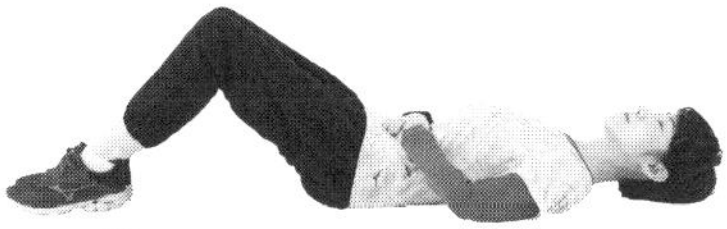

2

おなかがへこむのを意識しながら、口からゆっくりと吐き出します。吐き切ったら1に戻ります。

よい姿勢で「不動の心」を養う

冷静さを身につけることが現代社会ではとても大切です

「うなーじー」（39・56ページ参照）の正しい姿勢で背筋がスッと伸びると、客観的に物事を捉えることができるようになって心が落ち着き、血圧も安定してきます。落ち着いた心で、冷静さを身につけることが、現代社会においてはとても大切なことに感じられます。

インターネット技術が発展・普及した現代では、世界中の情報を誰でも簡単に入手できますが、便利な半面、うっかりすると情報に振り回されて、本当は自分がちゃんと知っている解決方法を、見失ってしまう可能性が生じます。

そうしたことを無意識のうちに回避することができるようになるためには、どんなことにもブレない、動じない「不動の心」を養いたいものです。

日本伝統文化で「不動の心」を養いましょう

「不動の心」は、日常生活で身につけることができます。

また、日本伝統文化の武道や茶道、華道、書道などのお稽《けい》古《こ》事《ごと》にも、それらの要素が多く含まれています。

基本は、「うなーじー」の正しい姿勢で、背筋がスッと伸びていることです。日本伝統文化のお稽古事においても、「うなーじー」の姿勢を身につけ鍛錬をしていけば、上達が早くなることでしょう。集中力や直観力、判断力、そして感性などが高まるからです。

「不動の心」が身につけば、静かな気持ちで考えることができる力も養われていきます。

不確かな情報に振り回されることなく、安定した状態に血圧を維持するためにも「不動の心」が大切。腹式呼吸（87ページ）も効果的です。

次々とやってくるストレスにどう対応するか

「自然の一部」だからこそ「人生は山あり谷あり」

よい姿勢で「不動の心」を養ってはいても、ストレスが次々と生じて血圧が高くなったり不安定になったりしてしまうときは、どうしたらよいのでしょうか。

人間を自然の一部として捉える漢方医学の考えからすれば、そのような変化は「当然のごとく現れる」ということになります。自然には一定のリズムがあります。1年を通してみれば、穏やかな春が来て、暑い夏が来て、涼しい秋が来て、寒い冬が来る。1日を通してみれば、静かな朝から始まり、太陽の光が燦燦《さんさん》と降り注ぐ昼があり、だんだん暗くなる夕方があり、そして、夜が来る……。

自然にバイオリズムがあるように、自然の一部である私たちの出来事にも、「人生は山あり谷あり」で、バイオリズムがあるのです。

目の前のことを淡々と行なって「次の流れ」を待ちます

中国の故事に「人間万事《にんげんばんじ》塞翁《さいおう》が馬《うま》」というものがあります。

飼っていた馬が逃げてしまい「不運なことになった」と思っていたら、その馬が駿馬《しゅんば》を連れて戻り「好運だ」と思ったのも束の間、その馬に乗った息子が落馬して骨を折ってしまった。しかしその後、戦争が始まったが息子はケガのために徴兵されずに済んだといったような話です。

よいことは続かないし、悪いことも続かない。

ということは、自然にリズムがあるように、私たちもひとつのところにとどまってはいないということになります。

そう考えると、血圧も急激に上がることは少なくなるでしょうし、また、一つひとつのストレスに一喜一憂して血圧が不安定になり、血管に負担をかけ続けるということも少なくなります。

「よくない流れ」だと思ったときは、目の前のことを淡々と行なうことが大切です。

そうして「次の流れ」を待ちましょう。

武道に学ぶウォーキング

これからの時代は「数」より「質」です

私は薬剤師の資格を有していますが、薬だけに頼ることなく、体の内側から生活習慣病を改善するために、武道と漢方医学の考えを取り入れた独自の運動法などを考案し、提唱しています。

武道の体の使い方を身につけ、漢方医学の考え方を組み合わせて運動すると、スポーツクラブやジムといった特別な場所へ行く時間がなくても、日常生活の中で無理なく減量したり、血圧を下げたり安定させたりすることができます。

西洋医学に基づいたトレーニングは、「数」をがんばれば効果が現れるという考え方が基本です。「1日1万歩」「スクワット100回」などはその典型です。一方、日本の武道では古来、「数」より「質」を重んじてきました。

歩数が少なくても鍛えられます

武道の体の使い方には、ムダがありません。武道はもともと、武士が命がけで闘うための所作ですから、ムダな動きがあると命に関わります。いつでもすぐ動けるように心身を整え、ケガをしないための理に適った動きが基本となっています。

たとえば歩き方にしても、武道では「おなか（下腹部）に力を入れる」ことがもっとも重視されます。おなか（下腹部）に力を入れると、背中が自然にスッと伸びて姿勢がよくなり、腰の上に上半身がしっかりと乗ります。

その結果、歩数は少なくても、足に適度な負荷がバランスよくかかり、筋骨が鍛えられます。また、姿勢をよくすることで首や肩の力が抜けて、呼吸が深くなります。

また、西洋医学に基づくウォーキングでは、歩幅を広げることが推奨されますが、無理に歩幅を広げると前のめりになってしまいます。そうすると、転倒しやすくなったり、ひざや腰を傷めたりする原因になります。

自分を守り自分を生かしましょう

武道では、おなか（下腹部）に力を入れて、腰から前に出ていくイメージで足を踏み出します。私は「武道ウォーク」と称して、健康増進に取り入れています。

このような歩き方をすると、自然と「身《み》の丈《たけ》」に合った歩幅になります。腰から重心がずれることなく、足にバランスよく負荷がかかるので疲れにくく、ひざや腰を傷める心配もありません。

このように、おなか（下腹部）に力を入れ、背筋を伸ばした正しい姿勢で歩けば、質のいい動きが実践でき、しゃかりきに１万歩歩いたり、スクワットを１００回したりしなくても、脂肪は適切に消費され、血圧も適正な状態に維持できます。無理することによって生じてしまうケガなども予防できます。また、心臓や血管にやさしいので、日常生活に上手に取り入れると継続しやすいと思います。さらに、腰痛やひざ痛などを抱えている人は、その痛みの改善にもつながります。

武道の動きとは、「自分を守り、自分を生かす」動きなのです。「数」よりも「質」――これが、これからの時代に必要な考え方だと、私は思っています。

正しい歩き方を身につけましょう

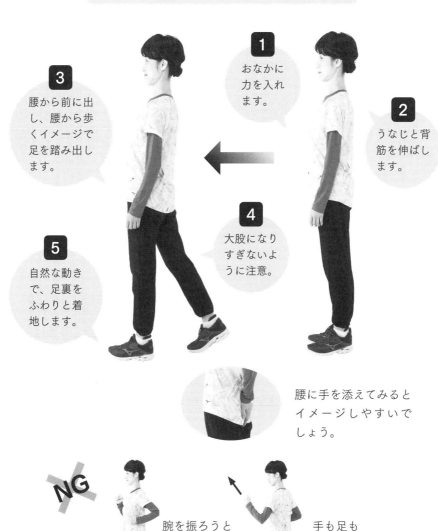

1
おなかに
力を入れ
ます。

2
うなじと背
筋を伸ばし
ます。

3
腰から前に出
し、腰から歩
くイメージで
足を踏み出し
ます。

4
大股になり
すぎないよ
うに注意。

5
自然な動き
で、足裏を
ふわりと着
地します。

腰に手を添えてみると
イメージしやすいで
しょう。

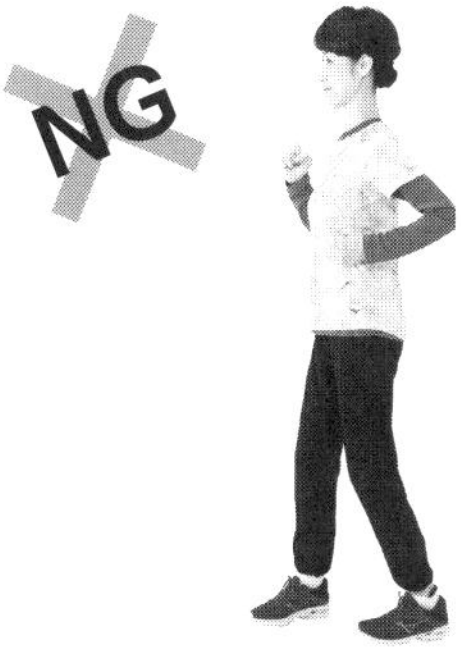

腕を振ろうと
意識しすぎ。

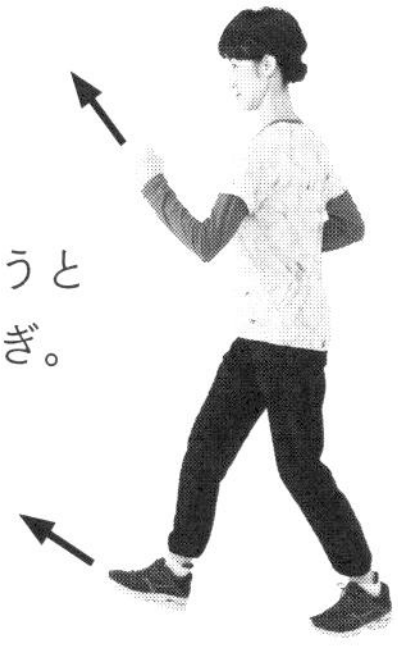

手も足も
がんばりすぎ。

「塩分」を正しく理解する

塩分は血液の量を増やして血管の圧を増します

高血圧の改善には、食習慣の中でも特に塩分の正しい理解が必要となります。ここからしばらくの間、「血圧を下げる食べ方」について考えていきましょう。

高血圧の方に対する栄養指導としては、「塩分の摂取量を減らしましょう」というものが基本方針です。塩分が多いものを食べると、ナトリウムが血液中に増えます。体は血中濃度を一定に保とうとして、血管の中に水分を引き込み、「のどが渇いている」という脳の信号で、体外からの水分補給を促します。その結果、血液の量が増大し、心臓のポンプ機能の負担が増して、血圧が上がってしまうのです。

さらに、ナトリウムは交感神経を活性化させることから、これも血管の収縮を促して血圧の上昇につながります。

日本人の食塩摂取量はＷＨＯ基準の2倍以上！

日本人は従来、塩分の多い食生活を送ってきました。その背景には、漬物や干物などの塩蔵品を好み、しょう油、味噌といった塩分濃度の高い調味料を日常的に使う食文化が深く関係していると言われています。現在、日本人の平均塩分摂取量は1日10・2グラムとなっています（厚生労働省「国民健康・栄養調査」２０１８年）。しかし、ＷＨＯ（世界保健機関）が示している食塩摂取量の目標値は1日5グラムですから、日本人は2倍以上の食塩を摂っていることになります。

厚生労働省は減塩を目的として、２０１５年に1日の食塩摂取量の目標値を、男性8グラム未満、女性7グラム未満に改定しました。さらに、日本高血圧学会のガイドラインでは、1日あたりの塩分摂取量の目標を6グラム未満と設定しています。血圧が高めの方は、一般の摂取量より1日1〜2グラムほど控えましょうということです。しかし実際問題として、濃い味つけに慣れてきた方にとって、食事の塩分を減らすことはかなり難しいことでしょう。

そこで、減塩のための簡単なコツを、次節以降でいくつか紹介します。

体によい自然海塩をありがたく頂戴する

精製された塩よりミネラルの豊富な自然海塩を使いましょう

減塩のコツとしてまず注目したいのは、塩そのものです。調理には、精製塩ではなく自然海塩をおすすめします。自然海塩にはカリウムやマグネシウム、カルシウムなど、高血圧の改善に効果が期待できるミネラルがバランスよく含まれています。

一方、現代人が好んで食べる加工食品やインスタント食品には、精製塩がもっぱら使用されています。精製塩は、塩水を化学的に精製し、塩化ナトリウムの純度を99％以上にした塩のことで、ほかのミネラルはほとんど含まれていません。

血液中にナトリウムが増えると、血圧の上昇につながることは先の節でお話ししました。つまり、ナトリウムの固まりのような精製塩を日常的に摂取していると、血圧が不安定になりやすいということです。

自然海塩が料理をおいしくします

ミネラルをほとんど含まない精製塩は、感覚的にですが、塩味がきつく、しょっぱい味がします。そのため、料理に精製塩を多用すると、塩味を調整するために砂糖類を加えることが多くなり、使用量が増えてしまいます。

一方、ミネラルの豊富な自然海塩を使うことで、砂糖を加えなくてもマイルドな口当たりの、旨味の利いたおいしい味に仕上げることができます。ただし自然海塩も、塩は塩ですから、過剰に摂取すれば、やはり血圧の上昇や不安定を招きます。

自然海塩は精製塩にくらべて高価ですが、ミネラルのおかげで旨味が利くので満足度が高く、結果、使う量も少なくて済むので、結局は経済的なのです。

「丁寧につくられた、体によいものをありがたく使い、頂戴《ちょうだい》する」という意識を持つことが、高血圧の改善には大切です。

料理が供されると、味わう前からすぐにしょう油をかけるような人は、塩分の摂りすぎにつながりやすいので要注意。しょう油を2回かけると約1グラム、ソースやポン酢を2回かけると約0・5グラムの塩分摂取となることを覚えておきましょう。

「ひと手間」かけた調理法で塩分を減らす

出汁は煮干しや昆布、鰹節などでとりましょう

調理法を少し工夫するだけでも、塩分を減らすことができます。たとえば出汁《だし》をとるとき、市販の化学調味料を使っているご家庭も多いことでしょう。化学調味料は安価で、手っ取り早く味を調えることができるので便利なのですが、塩分がかなり多く含まれています。味噌汁が体によいからといって、化学調味料を毎日大量に使っていると、高血圧のリスクは高まってしまいます。

高血圧改善のためには、「ひと手間」かけて煮干しや昆布、鰹節《かつおぶし》、貝柱、切り干し大根、干しエビなどで出汁をとりましょう。

たとえばお好み焼きをつくるときなども、「ひと手間」かけてとった出汁で小麦粉を溶くと、ソースが少なくてもおいしく食べられます。

上手に使えば「塩は食肴《しょくこう》の将《しょう》」となります

手軽な減塩法として、次のような方法もおすすめです。

酸味を利用する

サラダなどにかけるドレッシングは、市販のものではなく自家製のものを使用します。しょう油にレモンやかぼすなどの柑橘類を搾《しぼ》って加えるだけで、しょう油の量を減らしてもおいしいドレッシングができあがります。

薬味やスパイスを使って風味を生かす

生《しょう》姜《が》、わさび、みょうが、紫蘇《しそ》、ねぎ、にんにくなどの薬味を使うことで、薄味でも風味豊かに仕上がります。シナモン、胡椒《こしょう》、ウコン、カレー粉、山椒《さんしょう》、ういきょうなどのスパイスを上手に使うと味が代わり映えして、減塩にも役立ちます。

漢方医学には、五味（酸・苦・甘・辛・鹹《かん》）は「少しは補うが多くは破る」という考えがあります。塩（鹹）も、微量であれば体を調整する作用がありますが、過剰となると害するということ。塩も上手に使えば、「食肴《しょくこう》の将《しょう》」（食物でもっとも大切なもの）となるのです。

野菜をしっかり食べる

野菜は有効成分の宝庫です

　血圧が高い方には、野菜をしっかり摂ることも大切です。自然海塩同様、野菜にも高血圧の改善に有効なビタミンやミネラルが豊富に含まれているからです。

カリウムはそのひとつです。カリウムは、体内ではナトリウムと協力して水分のバランスを調整しています。ところが、ナトリウムの摂取量が一方的に増えてカリウムが不足すると、細胞の中の水分が多くなり、血管を圧迫して血圧が上昇してしまいます。ナトリウムが多く含まれる加工食品に偏りがちな食生活を送っている方は、日常的に野菜をたくさん食べてカリウムを積極的に補給し、ミネラルのバランスを整えると、血圧も安定しやすくなります。

もちろん、加工食品に偏りがちな食生活自体を見直すことは必須です。

簡単レシピで毎日野菜を食べましょう

野菜には、血圧に関係すると言われているマグネシウムやカルシウムなどのミネラルのほか、動脈硬化や高血圧の合併症などの予防に役立つビタミン類も豊富に含まれています。ビタミンC、β《ベータ》カロテンはその代表です。

野菜の摂取量の目安は、１日３５０グラムとされています。葉野菜の場合は、生で食べるなら両手いっぱい、加熱した野菜なら片手いっぱいが、それぞれ約１００グラムと覚えておくとイメージしやすいでしょう。

日常的に野菜をしっかり摂るコツは〝簡単レシピ〟で摂ること。特に朝の忙しい時間帯は、５～10分以内でできる生野菜のサラダがおすすめです。

葉野菜なら、包丁で切らなくても手でちぎるだけで大丈夫。きれいに盛りつければ、おしゃれな見た目に仕上がって、家族も納得の一品となります。

旬の野菜を使えば、ビタミンやミネラルの含有量はさらに増し、味わいも豊かになります。もずくなどの海藻類を加えるとミネラルの摂取量がさらに増え、味と食感にもアクセントが生まれ、飽きずにおいしく食べられます。

自然の食材とサプリメントは違います

ビタミンやミネラルについては、「サプリメントで摂っているから大丈夫」と思う方も少なくないと思います。近頃はクオリティーの高いサプリメントも販売されていますので、頼りたくなるのも理解できます。しかし、サプリメントと自然の食材は異なります。化学物質で合成されたサプリメントを処理する際、体には少なからず負担がかかります。

また、野菜などの自然の食品に含まれるビタミンやミネラルは、食品中に含まれるほかの複数の成分とともに助け合って吸収され、吸収されたあとも協力しながら働きます。ですから、サプリメントで1～2種類のビタミンやミネラルだけを大量に摂取しても、期待するような効果が得られないことも考えられます。

野菜の中には、１００種類以上の栄養素を含んでいるものもたくさんあります。最初からサプリメントに頼るのではなく、日常の食事で不足しがちなところをサプリメントで補う、という考えを持ちましょう。

サプリメントには天然由来のものもあるので、素材を吟味することが大切です。

毎日食べたい「大根おろし」

辛み成分のイソチオシアネートが血管を守ります

野菜、特に根菜類の中で手軽に高血圧の改善に使いたいのが大根です。大根の旬は冬季ですが、その効果を知ると、1年中、毎日でも食べたいものです。

大根の健康増進成分としてまず注目したいのが、「酵素」です。アミラーゼ（でんぷん分解酵素）、プロテアーゼ（たんぱく質分解酵素）、リパーゼ（脂肪分解酵素）などの消化酵素は、食物の消化を促して胃腸の働きを助けてくれます。

さらに、ミロシナーゼという酵素は、大根をすりおろしたときに「イソチオシアネート」という辛《から》み成分を生み出します。このイソチオシアネートは、動脈硬化を抑え、血液をサラサラにして血栓症の予防に役立つことから、高血圧対策にも役立ちます。また、美肌やアンチエイジング効果も期待されています。

大根に含まれるこれらの酵素は熱に弱いので、生で食べるのがおすすめです。特に、大根おろしはイソチオシアネートの補給源として最適です。

大根おろしは和食・洋食にかかわらず、さまざまな料理に使えます。焼き魚やステーキ、ハンバーグなどの肉料理、蕎麦《そば》、うどん、パスタなどに加えると、さっぱりしておいしくなりますし、消化もよくなります。

毎日、6~7センチ程度の大根をおろして、いろいろな料理に加えて摂るのが理想です。大根をおろしたら、あまり時間を置かずに食べるようにし、大根おろしの汁も、できれば捨てずに戴きましょう。

皮や葉っぱも捨てずに食べましょう

大根は、部位によって栄養価が異なります。

大根の皮には、毛細血管を丈夫にするビタミンP（ヘスペリジン）やカルシウムが豊富に含まれています。皮をむかずに大根を食べると、心筋梗塞や脳卒中など、血管の老化によって起こる合併症の予防に効果的と言われています。皮のついたまま大根おろしにしたり、皮だけできんぴらにしたりするのもよい方法です。

大根の葉も、ビタミンとミネラルの宝庫です。葉に多く含まれるβカロテンやビタミンCは、血管の老化を防ぐ抗酸化作用があると言われており、心筋梗塞や脳卒中の予防に役立つとされています。また、ビタミンB_1、B_2、カルシウム、リン、鉄分など、不足しやすいビタミンやミネラルが豊富に含まれています。

大根の葉を捨ててしまうご家庭も多いと思いますが、炒めものやチャーハン、炊き込みご飯、味噌汁など、気軽に加えていただきたいと思います。

そして、忙しいときの救世主とも言えるのが「切り干し大根」で、栄養価は生の大根を上回ります。廉価で入手しやすいのも利点です。

干している間に太陽の光をたくさん受けて栄養価がさらに高まり、カルシウムは生の大根の約23倍、カリウムは約13倍、食物繊維は約16倍、鉄分は約40倍と栄養素が凝縮されます。体内からの余分な塩分の排出や動脈硬化の予防に効果的です。

おすすめの簡単レシピは、戻した切り干し大根に酢を加えるだけの「酢漬け切り干し大根」です。とてもおいしいので、ぜひお試しください。

大根は1年を通して手頃な価格で手に入れることができ、さまざまな料理にアレンジできる、頼もしい食材なのです。

油の種類と摂り方に気をつける

脂質をつくる脂肪酸は大きく2つに分けられます

高血圧の方は、塩分に気をつけている方が多いと思いますが、油の摂り方も大切です。油の種類によっては、摂りすぎると血栓や体の炎症を引き起こすものがあれば、逆に抑えるものもあるからです。

脂肪は、主成分の脂肪酸によって大きく2つに分けられます。

ひとつめは、肉類やバター、ラードなどに多く含まれる、常温で固体の「飽和脂肪酸」です。これはエネルギー源として重要な脂肪酸ですが、摂りすぎると血液中の中性脂肪やコレステロールを増やし、体脂肪として蓄積されてしまいます。

2つめは、常温で液体の「不飽和脂肪酸」で、「一価不飽和脂肪酸」と「多価不飽和脂肪酸」に分類されます。

「一価不飽和脂肪酸」の代表は、オリーブオイルです。これは「ヘルシーオイル（健康的な油）」として知られていて、動脈硬化や心疾患、高血圧を予防する働きがあると言われています。そのまま野菜類にかけて食べてもおいしいですし、炒めものや揚げものなどの加熱調理に使えるので便利です。

「多価不飽和脂肪酸」には「オメガ3脂肪酸」と「オメガ6脂肪酸」があり、これらは食事で摂取しなければならないことから、「必須脂肪酸」と呼ばれています。

バランスと摂りすぎに注意しましょう

高血圧の改善で気をつけたいのは、オメガ3脂肪酸とオメガ6脂肪酸の摂取バランスとともに、それらの過剰摂取です。

オメガ3脂肪酸とオメガ6脂肪酸は、どちらも体の細胞や組織をつくる構成成分として欠かせない脂肪酸です。しかし、近年は食生活の変化から、両者の摂取バランスが大きく崩れていることが問題視されています。

オメガ6脂肪酸の豊富な食用油は、炒めものや揚げものなどによく使われているほか、さまざまな食品に含まれています。菓子類、即席麺、食パン、加工品、ファストフード、マヨネーズ、ドレッシングなど、書き出せばきりがないほどです。

これに対してオメガ3脂肪酸は、エゴマ油やアマニ油が加熱調理に適さないうえ、日本の食卓に魚介類が並ぶことが減ったことから、補給源が限られています。

厚生労働省は、オメガ6脂肪酸とオメガ3脂肪酸の摂取比率を4：1にすることを推奨していますが、まずは、オメガ6脂肪酸の摂りすぎに気をつけることが大切です。

魚はオメガ3脂肪酸の油が豊富です

オメガ6脂肪酸に偏った食生活を送っていると、血栓が生じやすくなったり、体の炎症が促されたりして、心筋梗塞などのリスクが高まると言われています。

それに対してオメガ3脂肪酸は、血液をサラサラにしたり、体の炎症を抑えたり、中性脂肪を減らしたりする働きがあります。また、脳細胞の働きをよくし、精神面の安定に役立つとも言われています。

脂の乗ったマグロやカツオ、また、イワシやアジなどの青魚は、オメガ3脂肪酸の宝庫ですが、大根などの根菜類にも含まれています。

エゴマ油やアマニ油は高熱に弱いので、お椀に取り分けた味噌汁に入れたり、納豆や豆腐、サラダにかけたりするのがおすすめです。1日に小さじ1杯くらいまでを目安にしましょう。

加工された油にも注意しましょう

さらに、これまでに紹介した油とは別に注意したいものとして、トランス脂肪酸の油があります。

これらは加工された油のことで、多くは植物油に水素を添加してつくられており、マーガリンやショートニングがその代表です。ケーキやドーナッツ、菓子パンなどに使われ、これらの食べすぎが体内のコレステロールを必要以上に増やすことで、動脈硬化や心疾患のリスクを高めてしまうと言われています。

オメガ6脂肪酸の摂りすぎに気をつけるとともに、加工された油をできるだけ控えることが、高血圧の改善に役立ちます。

五大栄養素の上手な摂り方

①炭水化物

炭水化物はたんぱく質、脂質とともに体をつくり、エネルギーを生み出す三大栄養素のひとつです。私たちの生命活動を支える原動力であり、主食の米やパン、麺類などに多く含まれています。

一方で、数年前から、炭水化物に含まれる糖質が肥満の元凶として注目され、低炭水化物ダイエットに取り組む方が増えました。糖質の摂りすぎは、老化や体の炎症の原因にもなると言われています。

血糖値が高くなると、動脈硬化が促されることも事実ですが、だからといって主食を極端に減らすことは、おすすめできません。

②たんぱく質

たんぱく質は、エネルギー源として重要なほか、血管を丈夫に保つうえで欠かせない栄養素です。高血圧による血管の老化、ひいては心筋梗塞や脳卒中などの合併症予防に不可欠です。

肉類や魚類、豆類などにたんぱく質は多く含まれており、これらをバランスよく摂ることが望まれます。たんぱく質は重要ですが、食べすぎてしまうと腎臓に負担をかけてしまいます。野菜類と一緒に摂ることをおすすめします。

③ビタミン

糖質・脂質・たんぱく質の三大栄養素を体の中で利用する際、潤滑油の役割を果たすのがビタミンです。A、B群、C、Eのほか、全部で13種類あります。野菜、果物、豆類、ナッツ類、肉類、魚介類、乳製品などが有効な補給源となります。特に野菜は、緑黄色野菜と淡色野菜を合わせて積極的に摂りたい食材です。

ビタミンの必要量は微量ですが、三大栄養素の摂取量が多い方やストレスの多い方はビタミンの消耗が激しくなるので、ビタミン不足に注意しましょう。

④ミネラル

ミネラルは、体の構成成分として使われたり、生理機能や代謝などの側面から、生命活動を維持する働きを担ったりしています。

血圧の上昇に関わるナトリウムの排出を促すカリウムをはじめ、カルシウムやマグネシウムも血圧の調整に関係していると言われています。

ミネラルの豊富な食材としては、野菜、海藻、果物、豆類、イモ類、キノコ類、魚介類、乳製品などがあります。特に海藻類は、ミネラルの補給におすすめです。

⑤食物繊維

食物繊維には、「水溶性食物繊維」と「不溶性食物繊維」があります。

水溶性食物繊維は、ヌルヌルした粘性が特徴で、腸内の老廃物や有害物質を吸着し、体外へ排出する働きがあります。不溶性食物繊維は、便のかさを増して腸の蠕動《ぜんどう》を活発にし、便通を促します。腸の掃除により、血液の質もよくなります。

野菜類、海藻類、豆類、イモ類、キノコ類に多く含まれます。精製されていない玄米や胚芽米などの分搗《ぶづ》き米《まい》、全粒粉のパンを食べると、有効な補給源となります。

血圧を下げる食事「4つの心得」

①感謝の気持ちで戴く

「血圧を下げる食べ方」の最後に、私が考える「心得」を4つ挙げさせていただきます。

私たちの体は食べたものからつくられます。野菜にしても肉にしても、自然由来の食品は、すべて生きものです。つまり、私たちはほかの生物の命を戴いて生きています。ですから、感謝の気持ちで戴くことがとても大切です。

「腹八分目」を心がけ、自分の力を発揮するための必要量だけ戴きましょう。食べすぎるということは、その命を必要以上に犠牲にすることです。

食物をつくってくださる方々にも感謝して戴きます。そうすると、つくってくださる方々も、食べる人の体にやさしい食物をつくってくださります。その循環が、血圧の安定にもつながっていきます。

②よく噛んで落ち着いて戴く

現代社会では忙しい方が多いことから、あくせくと食べている姿をよく見かけます。時間を気にして急いで食べたり、イライラしながら食べたりしていると、交感神経が優位となり、血圧が上昇したり不安定になったりしてしまいます。そもそも、「食べる」という行為は、本来は副交感神経の働きを高めるはずのもので、リラックスした時間を過ごせるものなのです。

食事のときは、ゆったりとした気分で、落ち着いて戴きたいものです。味わいながらよく噛んで食べると、免疫力がアップしたり「若返りホルモン」が分泌されたり、体を元気にする物質が唾液からたくさん分泌されると言われています。お気に入りのお店へ出かけておいしいご馳走を食べるなどして、リフレッシュしましょう。

③よい姿勢で戴く

たとえば、背中が丸まった前かがみの姿勢で食べると、内臓を圧迫して消化によくありません。これまでに見てきた日常動作同様、食事のときも骨盤を立て、背筋をスッと伸ばして食べるよう心がけましょう。よい姿勢で食事をしていると、食べたものが効率よく吸収され、全身の細胞へとスムーズに栄養素が行き渡り、血圧の安定にも影響を及ぼします。なにより、よい姿勢で食べていると、見た目もステキですよね。

④体内時計に合わせて戴く

私たちには「体内時計」があることは、みなさんご存じだと思います。体内時計は、朝起きて太陽の光を浴びることでそのスイッチが入ります。そして、一定の時間に規則正しく食事を摂ることにより、その時間になると胃腸が活発に動き出す習慣が身につきます。エネルギー代謝が向上し、血圧にもよい影響を与えます。

夜は、日中がんばって働いてくれた体を「お休みモード」にしていきます。その「お休みの時間帯」に食べ物を口にすると、その消化のために消化酵素が動員され、その分、本来は細胞の修復などに働く代謝酵素の活性が鈍くなってしまいます。

さらに、夜は消費エネルギーが減り脂肪が蓄積されやすいので、夜食は控えめにしましょう。就寝前の食事は肥満の原因となり、血圧の上昇にもつながります。

大欲を持てば「自ら治す力」が高まる

『黄帝内経』のおしえ

漢方医学のバイブルともいえる『黄帝内経《こうていだいけい》』には、「小欲《しょうよく》を少なくし、穏やかな心で大欲《たいよく》に向かっていると、気血のめぐりがよくなり、精神状態も安定する。そうしたら、どうして病気などになっていられようか」ということが書いてあります。

小欲とは、他人より財産を持ちたい、出世したいといった、物欲が中心の欲望です。そのような小さな欲に囚《とら》われると、ストレスになります。

これに対して大欲とは、世の中をよくしたいとか、社会や人々の役に立つことに喜びを感じる欲のことです。

大欲を持つと自ら治す力が高まり、病気からは縁遠くなると考えられます。つまり、大欲を持つという生き方、考え方こそが、あなたの健康を決めるのです。

いま目の前のことを一所懸命に

大欲といっても、大げさなことではありません。それぞれの人が、いま目の前のことを一所懸命にやればいいのです。目の前のことを、日々、一所懸命にやっていると、心が満たされ、それがあなたの健康をつくります。家族のために健康的な食事をつくること、玄関前を掃き掃除するときに、隣の年配のご婦人の家の前も一緒に掃いている。そのような身近なことを、無心で続けていくということです。

自分にできる目の前のことを、「心からやらせていただく」という気持ちで行なうことが、自分の喜びとなり、それを行なっているうちに、自然と健康になっていくのです。

いまは「人生１００年時代」ですから、配偶者の定年や子どもたちの独立、更年期などを区切りに、また違った生き方もでき、そのときの状況に合わせて、一所懸命取り組めることが、たくさん出てきます。

「生かされている」という気持ちを大切にして毎日を過ごしていくと、長くなった人生の中で、多くのことを学ばせていただけるのではないでしょうか。

中高年からの「生き方改革」

生きがいをもって日常的に体を動かしましょう

これから私は、「健康で一生働ける体づくりをしましょう」というメッセージを、さまざまな場で提案していきたいと思っています。

ここで言う「働く」は、「戴いた体を最期までありがたく使わせていただく」という意味で、対価として報酬を得るために働くこととは、少し意味合いが違います。

年齢を重ね、いわゆる「年金暮らし」になった方なら、お孫さんの面倒を見るということもいいでしょう。自分の体の状態に合わせて、何歳まででも体を動かして生きていけたら、最高ですよね。それが結果として、自分に合った「ほどよい運動」となるのです。

私の知り合いの一人は、60代で大病を患ったことをきっかけに自営業を辞め、その後は日用大工をしたり家庭菜園を始めたりして、自然と向き合うようになりました。汗をかきながら行なうそれらの趣味が「仕事」＝「ほどよい運動」となったようで、現在でも上手に年を重ねながら、健康的な生活を続けていらっしゃいます。

最期まで自分を生かして華麗に生きましょう

たとえば親や家族の介護の際も、正しい体の使い方をすると、効果的な運動になります。逆に、間違った使い方をすれば、体を傷めることになります。

介護の合間に「うなーじー」（39・56ページ）を行なうと、首や肩、腰の疲れが緩和されて楽になります。特に血圧の高い方にはおすすめです。

介護だけでなく、家事であってもお孫さんの面倒を見るのであっても、家庭菜園をするのであっても、各人が日常的に担っている役割を果たしながら、「日常生活で健康な体をつくる」ということが、最高のお稽古《けいこ》になります。

体が元気になれば、心も元気になります。そうすると、家事や介護などの仕事を行なうことも楽しくなって、それがよりよい仕事、よりよい健康につながります。そんな好循環が生まれるような「生き方改革」を提案していきたいと思っています。

40代、50代に無理をして薬を飲みながら心身を酷使し、高齢になってから健康に気をつければよいと思っている方もいらっしゃると思いますが、それでは第二の人生の日々を、病院通いや寝たきりで費やすことにもなりかねません。

そうではなくて、「むしろ年齢を重ねながら健康になる」ことの大切さをお伝えしています。それは結果として、40代、50代の生活や仕事の質を上げることにもつながります。

中高年を迎えた方は、ここからが第二の人生です。年のせいだからと、中には消極的になってしまう方もいらっしゃいますが、年を重ねてきた「知恵」という宝物が、誰にでもあるはずです。

その知恵をもとに、「これからどんな生き方をしたいか」を明確にイメージしながら、最期まで自分を生かし、華麗に生きていきましょう。

おわりに

本書は、自分で自分の身を守りながら、なおかつ、「人生100年時代」を健康で心豊かに生きていただけるように、という思いを込めて書かせていただきました。

インターネット技術の発展・普及などで、世の中がものすごいスピードで変化し、それによって、私たちの生き方や働き方なども変わってきています。

情報が氾濫し、ますます複雑になる現代社会ですが、それに加えて、想定外の災害といった、思わぬ事態も生じています。災害などで避難生活を余儀なくされると、たとえば降圧剤なども容易には手に入りにくくなります。

さらに、医学が発達しているとはいえ、まだまだ解明されていないことが多いのも事実です。薬で血圧の数値だけを下げて「それで安心」とばかりも言えなくなってきています。まさに「真の健康」が求められるようになっているのです。

私たちに必要な「真の健康」のためにも、本書の「降圧これだけポーズ」と「不調解消これだけポーズ」を身につけることをおすすめします。そうすれば、たとえ降圧剤が手に入りにくい状況に陥ったとしても、不安にならず、自分の体調に合わせて、血圧の安定・改善のための行ないを実践することができます。

加えて「降圧これだけポーズ」と「不調解消これだけポーズ」を実践しながら、そのほかの食事や睡眠などの生活習慣の改善にも努めていただくと、高血圧は改善され、医師から「もう薬を飲まなくてもよい」と言われる状態になっていくことも、充分に可能です。

そのためには、一気に改善しようと気負うのではなく、まずは自分の状態を知ることが大切です。たとえばみなさんは、どのような現状でしょうか?

①長年血圧が高くて薬を飲んでいる。
②薬を飲みはじめたばかりで1年程度しか経っていない。
③血圧が高めで、「そろそろ薬を飲んだほうがよいのでは」と言われている。
④まだ降圧剤を飲む状態ではないが、遺伝的なリスクがあり、心配はしている。

①や②の方でも、よい状態へとひとつずつステップアップして、④の「薬を飲まず

に気をつける段階」まで改善していけるよう、医師に指導してもらうことが必要です。

血圧の薬は数値を下げはしますが、治すものではありません。ですから、生活習慣の改善を心がけながら、薬に頼る必要がなくなることを目標に取り組むことが大切です。薬で数値を下げることより、「真の健康」を取り戻すことが、心からの安心につながるからです。生活習慣の改善に心を配っても、なかなか成果が現れないときは、PART3の内容を、繰り返し振り返っていただけたらと思います。

複雑きわまりない社会情勢となり、多くのストレスにさらされて心の元気を失うときがあるかもしれません。感情が乱れて、血圧が上がってしまうこともあるでしょう。そのようなときは、「私たちは自然の一員であり、朝と夜があるように、人生も『山あり谷あり』を繰り返す」ということ、そして、「停滞期になったとしても、目の前のことを淡々と行なって『時を待つ』ことで、また流れが変わっていく」ということを、思い出していただけたらと思います。

私たちは、家族、地域、社会というように、たくさんのつながりの中で生きています。

精神科医・心理学者のユングは、集合無意識（私たちの無意識の深いところにあり、人類全体に共通しているもの）は、深層でつながっていると説いています。

大欲（118ページ参照）で、自分にできる身近なことを一所懸命行なえば、集合無意識が「よくやった」と喜んでくれているのではないでしょうか。そこから伝わってくる喜びで健康な心身がつくられると思うと、なんだかワクワクしてきますよね。

本書によって、少しの時間を大事に使って、体を調え心を調え、「人生100年時代」を心豊かに過ごすためのお役に立つことができましたら幸いです。

長島寿恵

監修にあたって

板倉弘重

私は近年、「新厄年《しんやくどし》」の考え方を提唱しています。女性は25歳、39歳、52歳、63歳が、健康面で注意すべき「厄年」に当たるというものです（男性は24歳、37歳、50歳、63歳）。

膨大なレセプト（診療報酬明細書）データを解析し、特に将来寝たきりになりやすい虚血性心疾患や脳血管疾患、糖尿病、ガンなどについて、いつ頃から増加してくるのかを調べて、その〝曲がり角〟となる年齢を、「新厄年」としました。

中でも、女性の52歳以降は、虚血性心疾患や脳血管疾患のリスクが急速に高まります。つまり、「血圧」の適正な管理が、とても重要なカギとなるわけです。

本書の「降圧これだけポーズ」や「血圧を下げる生き方」を毎日少しずつ実践して、みなさんの血圧を改善・安定させ、華麗なる人生を最期まで実現してください。

〈いたくら・ひろしげ〉医学博士。医療法人社団ＩＨＬ品川イーストワンメディカルクリニック院長。著書に『糖代謝の専門医が教える　あなたの血糖値はなぜ下がらないのか？』（ＰＨＰ研究所）、『ズボラでもラクラク！　薬に頼らず血圧がみるみる下がる！　血管を鍛える最強の方法』（知的生きかた文庫）など多数。

〈著者紹介〉
長島寿恵（ながしま・ひさえ）

薬剤師・健康運動指導士。健康増進コンサルティング株式会社代表取締役。青森県出身。東京薬科大学薬学部薬学科卒業。大学在学中からエアロビクスのインストラクターとして活躍。その後、運動指導を続けながら薬局に勤務ののち現職。「お薬だけに頼らない薬剤師」として、全国の自治体、企業、健康保険組合、学校などで講演活動を行なう。参加型でアクティブな講演は「簡単、明瞭、即効力！ 体が喜ぶ講演だった」とリピーターが後を絶たない。東洋医学の考えと武道の動きを取り入れ、超短期間で健康診断の数値結果を改善するだけでなく、休職しがちだった従業員の心身の不調も改善。オーダーメードの、からだ調整「時間体操」で、個人だけでなく企業の健康もサポート。近年は働き方改革や健康経営のコンサルティングにも注力している。著書に『薬に頼らずコレステロール・中性脂肪を下げる方法』（アチーブメント出版）、『血圧が下がる生き方』（笠倉出版社）がある。

ホームページ　https://kenkouzoushin.co.jp/
ブログ　https://hisaestyle.com/

装幀◎小口翔平＋三沢 稜（tobufune）
本文組版◎朝日メディアインターナショナル株式会社
撮影◎安井勇吾（株式会社七彩工房）
モデル◎長島寿恵
ヘアメイク◎福井乃理子（シードスタッフ）
スタイリング◎梅本亜里（シードスタッフ）
衣装協力◎ミズノ　https://www.mizuno.jp/
編集協力◎小林みゆき

薬に頼らず血圧を下げる！ 1回1分 降圧これだけポーズ

2020年6月9日　第1版第1刷発行
2024年12月10日　第1版第10刷発行

著　者　長島寿恵
監修者　板倉弘重
発行者　村上雅基
発行所　株式会社PHP研究所
京都本部　〒601-8411　京都市南区西九条北ノ内町11
〔内容のお問い合わせは〕暮らしデザイン出版部 ☎075-681-8732
〔購入のお問い合わせは〕普　及　グ　ル　ー　プ ☎075-681-8818
印刷所　TOPPAN株式会社

ISBN978-4-569-84643-9